医学信息化理论及应用

杨 扬 著

U0350261

河北科学技术出版社

·石家庄·

图书在版编目(CIP)数据

医学信息化理论及应用 / 杨扬著. -- 石家庄：河北科学技术出版社，2023.12

ISBN 978-7-5717-1679-0

Ⅰ. ①医… Ⅱ. ①杨… Ⅲ. ①医学信息学－研究 Ⅳ. ①R－058

中国国家版本馆 CIP 数据核字(2023)第 139511 号

医学信息化理论及应用

YIXUE XINXIHUA LILUN JI YINGYONG

杨　扬

责任编辑	李　虎	
责任校对	徐艳硕	
美术编辑	张　帆	
封面设计	张田田	
出版发行	河北科学技术出版社	
地　　址	石家庄市友谊北大街 330 号(邮政编码:050061)	
印　　刷	河北万卷印刷有限公司	
开　　本	787mm×1092mm　1/16	
印　　张	10.25	
字　　数	182 千字	
版　　次	2023 年 12 月第 1 版	
印　　次	2024 年 1 月第 1 次印刷	
书　　号	ISBN 978-7-5717-1679-0	
定　　价	86.00 元	

前　言

　　近年来,医学领域所开展的信息化建设,对医疗研究、医学实践、医学教育科研、医学决策和管理等方面起着越来越重要的作用。各种医疗信息系统,如临床医疗系统、图像处理系统、公共卫生系统和决策支持系统不断完善。基于物联网技术,对实现患者与医务人员、医疗机构、医疗设备之间互动的智慧医疗模式的积极探索和发展,正不断地推动医疗信息化模式创新。目前,电子病历、电子健康档案、医学决策支持系统、生物信号采集与识别系统、医学影像信息系统等对各种医学信息资源进行整合和利用,在为提高医疗卫生水平和诊断效率方面做出了重要贡献。医学信息化的不断推进和普及,在很大程度上转变了人们对于医疗的传统观念,正在深刻而广泛地影响和改变着医学的整体面貌。

　　本书以医学信息基础与信息素养为出发点,首先简要分析医院信息系统的组成与功能特点、医院信息化新技术的应用与展望;其次着重从一体化门(急)诊、电子病历、医学影像与检验、医院档案等方面对医学信息化系统及其建设进行阐述与分析;最后深入探讨医学信息资源检索技术在医学中的应用。希望本书能够为读者在医学信息化理论及应用研究方面提供参考与借鉴。

　　本书主要汇集了笔者在工作、实践中取得的一些研究成果。在撰写过程中,笔者参阅了相关文献资料,在此谨向其作者深表谢忱。

　　由于水平有限,加之时间仓促,书中难免存在一些不足和疏漏,敬请广大读者批评指正。

著　者

2023 年 4 月

目　录

第一章　医学信息基础与素养 ……………………………………………… 1
　　第一节　医学信息基础 …………………………………………………… 1
　　第二节　医学信息素养 …………………………………………………… 6
第二章　医院信息管理系统与医院信息化新技术 ……………………… 9
　　第一节　医院信息管理系统的组成与功能特点 ……………………… 9
　　第二节　医院信息化新技术的应用及其意义 ………………………… 11
第三章　一体化门(急)诊与住院信息系统建设 ……………………… 22
　　第一节　挂号与预约挂号系统 ………………………………………… 22
　　第二节　门(急)诊与排队叫号系统 ………………………………… 34
　　第三节　诊疗一卡通与体检系统 ……………………………………… 49
　　第四节　住院信息系统 ………………………………………………… 58
第四章　电子病历信息化 ………………………………………………… 64
　　第一节　电子病历概述 ………………………………………………… 64
　　第二节　电子病历系统结构化与病历信息标准化 …………………… 70
　　第三节　电子病历的实现及采用的主要技术 ………………………… 80
　　第四节　医生工作站及电子病历模板格式与制作方法 ……………… 85
第五章　医学影像与检验信息化 ………………………………………… 90
　　第一节　医学影像信息化 ……………………………………………… 90
　　第二节　检验信息化 …………………………………………………… 106
第六章　医院档案信息化 ………………………………………………… 121
　　第一节　医院体检档案信息化建设 …………………………………… 121
　　第二节　医院档案共享服务信息化建设 ……………………………… 127
第七章　医学信息资源检索分析 ………………………………………… 136
　　第一节　医学信息资源智能检索 ……………………………………… 136
　　第二节　医学信息资源智能分析 ……………………………………… 146
参考文献 …………………………………………………………………… 157

第一章　医学信息基础与素养

第一节　医学信息基础

一、医学信息学

(一)信息

现代信息技术对我们的时代产生了巨大的影响,现在,我们的生活、我们的社会已经与半导体技术、微电子技术、计算机技术、通信技术、网络技术、多媒体技术、信息服务业、信息产业、信息经济、信息化社会、信息管理、信息论等紧密地联系在一起。

其实自从有了生命,就有了信息相伴。根据研究,生物的生存、进化都与信息相关,生物的个体与个体之间、群体与群体之间、上代与下代之间都通过各种方式传递着信息。人类也不例外,自从有了人类,人们就与信息不可分离了,眼睛接收视觉信息,耳朵接收听觉信息,还有鼻子、舌头、皮肤都使人们通过感知信息认识世界,然后才有了人们信息的交流,这样人们的认识面才不断增大,人类才能不断进步和发展。人们已经认识到信息的重要性,为了更好地利用信息,人类早期通过结绳记事来记录信息、存储信息,利用烽火台来传递信息。

不同领域对信息也有不同的定义。在经济学家眼中,信息是与物质、能量相并列的客观世界的三大要素之一,是为管理和决策提供依据的有效数据。对心理学家而言,信息是存在于意识之外的东西,它存在于自然界、印刷品、计算机硬盘以及空气之中。在新闻界,信息被普遍认为是对事物运动状态的陈述,是物与物、物与人、人与人之间的特征传输。而新闻则是信息的一种,是具有新闻价值的信息。哲学家们从产生信息的客体来定义信息,认为事物的特征通过一定的媒介或传递形式使其他事物感知。这些能被其他事物感知的、表征该事物特征的信号内容即为该事物向其他事物传递的信息。所以,信息是事物本质、特征、运动规律的反映。不同的事物有不同的本质、特征、运动规律,人们就是通过事物发出的信息来认识该事物,或区别于其他事物。

我们认为:信息是人对现实世界事物存在方式或运动状态的某种认识。信息的表示形式可以是数值、文字、图形、声音、图像以及动画等。

信息的基本特征表现在以下几方面。

1. 客观性

信息反映的是客观事物的属性。信息必须真实、准确,必须如实地反映客观实际。

2. 抽象性

信息是对客观事物的抽象,信息通常需要通过一定的物质载体来表示。而它的内容与作为其载体的实体有本质的区别。

3. 整体性,即系统性

信息必须作为表达客观事物(或系统)的完整描述中的一环,脱离了全局,零碎的信息将毫无意义。

4. 时效性

客观事物(或系统)都是在不断发展变化的,信息只有及时、新颖,才能发挥巨大的作用,才有价值。

5. 层次性

信息及其处理与客观事物(或系统)的层次密切相关,只有合理地确定层次,才能正确地确定信息需求的范围和信息的价值,并有效地进行信息处理。

6. 不完全性

信息与不确定性是对立统一的整体,客观事物的无限复杂与动态变化决定了信息的无限性。故信息的完全性只能是相对的,而其不完全性则是绝对的。这种观点也符合辩证法的思想。

(二)信息学

信息学将信息作为研究对象,是研究信息的特点及活动过程和规律的科学。人的基本信息活动包括信息获取、信息传递、信息处理与再加工、信息使用等过程。信息获取可分为信息感知、信息识别、信息提取等子过程;信息传递又可以分为信息变换、信息传输、信息交换等子过程;信息处理与再加工也可以分为信息存储、信息检索、信息分析、信息加工、信息再生等子过程;信息使用则可以分为信息转换、信息显示、信息调控等子过程。

(三)医学信息学

事实上,信息不是孤立的信号,而是很多相关信号构成的信息系统,所有的信息系统都能接收、处理、输出信息,也就是说信息都能起控制处理的作用,这就是说,信息表面上表现为信号,其本质、核心是系统控制。

医学信息包含一切与医疗行为及结果相关的信息,大到医院管理信息、决策信息、临床信息等,小到与诊断相关的医学影像信息、医疗护理信息、患者个人信息,还包括与医疗行为相关的手术信息、流行病学信息、远程医疗信息以及与医学研究相关的医学教育信息、医学文献信息等。

现代的医学发展已经离不开信息技术,信息技术也已经渗透到医疗领域的各个方面,从而有了各种医学与信息技术结合的产物,同时也产生了医学信息学——信息技术学和医学的交叉科学。

医学信息学就是以医学信息为研究对象,研究医学信息的特点、活动过程和规律的科学。根据信息活动的特点和规律,其实医学信息学就是研究医学信息获取、传递、加工、存储、分析和控制的全过程。

二、医学信息的标准化、分类和编码

(一)标准化、分类和编码的基本概念

1. 标准与标准化

(1)标准。标准是指获得一致同意的、并由公认权威机构,如国际标准化组织(International Organization for Standardization,ISO),国际电子技术委员会(International Electrotechnical Commission,IEC)认可的文件,这些权威机构负责为公共和常用事物的活动及结果制定规则及指导原则,其宗旨是使应用该标准的环境达到最佳的有序状态。

(2)标准化。标准化是指针对现存或潜在的问题,为公共和常用事物做出某些规定的活动,旨在使标准化后的环境达到最佳的有序状态。

（3）标准化遵循的原理。标准化是信息化的基础，只有实现了标准化才能实现信息的共享和互操作性。标准化应遵循国际标准化组织提出的标准化原理。

①简化统一。标准化应该遵循统一的原理，在复杂多样的表象中找出简单明确的本质，并将其统一。

②一致同意。标准应以实施范围内全体成员"一致同意"为基础。如果是一部分成员同意，一部分成员不同意，那么在这一范围内便不可能实施标准化。"一致同意"是指各有关成员没有本质性的反对意见，而不一定是毫无异议。

③定期修改。标准一经制定，并不是一成不变的。遵照定期修改原则，标准可随着社会的发展、情况的变化，定期被重新评估和修改，以日臻完善和成熟，并被更多的成员在更大的范围内接受、认可和实施。

④注重实施价值。标准化是手段，不是目的，只有在标准实施时才能表现出它的优势并产生效益。

⑤强制实行。标准既然是"一致同意"的，则必须在一定范围内采取强制性方式予以实施。对于一些意义重大的标准，如药品标准，国家予以法律性强制执行。

2.分类

分类是指将某一领域内的概念和原理有序化，分类的准则取决于应用目的。分类法是指为了某一目的，依据某一原理，采取一种分类准则，将依从这一准则的、具有共同属性和特征的信息归并在一起，并依从这一准则有序地排列。因此，分类法包含了某一领域的有序概念集。具体分类步骤是首先确定"轴心"，然后依据特性中包含的属性关系再分"类目""亚目"和"细目"，每个"类目""亚目"和"细目"之间的关系既是平行的，又是依次从属的。

3.编码

编码是指定一个对象或事物的类别或类别集合的过程。类别通常用代码表示，即将一个表示对象或事物信息的某种符号体系转换成便于人或计算机识别和处理的另一种符号体系（代码）的过程。

（二）医学信息标准与医学信息标准化

1.医学信息标准

广义的医学信息标准包括处理医学信息的各种标准，如信息技术标准、信息安全标准、信息流程标准、硬件（介质）的参数标准、接口标准、管理标准等。

狭义的医学信息标准即医学信息表达的标准,如医学信息概念、名词、术语、代码等标准。

根据医学信息标准的功能与用途,可以将医学信息标准分为以下三大类别。

(1)框架标准。信息框架就是将信息的不同成分进行有序排列。国家级医学信息的框架标准是医学信息的重要基础框架,其他医学信息框架则是领域框架。它主要包括:战略方向、原则、结构、域、承接关系模型、概念模型、主题域、类、属性、关系与数据类型等。国家级医学信息的框架标准是在国家级层面上,将所有需要收集、存储和发布的医学信息,在概念上分解为具有清楚隶属关系的"条块"结构。

(2)基础标准。基础标准是实现功能互通性的特定标准,如交换标准、业务流程标准、功能规范、网络标准(协议)、IC卡标准和安全标准等。

(3)操作标准。支持医学事务处理、国际(国家)统一的信息表达与信息分类的标准,通常与统计数据和卫生机构(卫生服务提供者+服务对象)各种直接信息紧密关联,如术语标准、代码标准和统计分类标准等。

2.医学信息标准化

医学信息标准化是指围绕医学信息技术的开发、信息产品的研制和信息系统建设、运行与管理而开展的一系列标准化工作。医学信息标准化活动是在一定范围内对医学信息的表达、采集、传输、交换和利用等内容,通过制定、发布和实施标准,达到规范统一,有利于对医学信息进行准确、高效、科学的处理。

(三)医学信息的分类与编码

1.分类与编码的原则

分类和编码时遵循的原则有科学性原则、标准化原则、准确性原则、唯一性原则、结构化原则、实用性原则和易操作性原则。

2.医学信息分类与编码的方法

每一个系统开发都必须对所包含的信息进行数据准备,即利用分类和编码的方法编撰各类数据字典。如药品字典、诊疗项目收费字典和科室编制字典等。

(1)分类方法。分类方法就是把事物按规律系统化,要达到系统化必须设立的系统结构。它是一种归纳概括的方法,并以应用为目的按其属性进行分类。分类是信息编码的基础。例如,药品的分类,其目的是帮医生查找药物,按药物的作用原理分为"抗生素类""心血管类"和"呼吸类"等。然后在类目下再分若干亚目。

(2)编码方法。编码方法就是按编码原则,对某一事物或对象进行编码的过程。

①常用编码方法。常用编码方法有数字编码、助记编码、阶层编码、并排码、组和码和加值码等。

数字编码是将一个未用过的数字给予一个新类别,编写此种类别的数字只能用在特定的类别,常用于病历号的编码。

助记编码是由一个或多个类别有关的字符组织,可以帮助使用者记住编码。助记编码通常用于有限项目的类别。例如,ENT 指耳鼻喉科,CAR 指心脏科,OB - GYN 指妇产科。

阶层编码是对每个附加层次的细节进行延伸。阶层码在相关细节的层次和在相关的母阶层产生信息。例如,ICD - 10。

并排码是由区段组成的合成码,每个区段提供相关类别的特征。例如,ICPC(international classification of primary care)分类系统中,"N"表示神经系统疾病。

组合码是根据排序原则将不同的类别进行编码,并组合成一个编码的分类系统。例如,供应室的器械包分类。

加值码是利用二进制法来加总代表不同的分类码。

②编码时需注意的问题。

代码的位数:确定代码位数时应充分考虑某一类别现有的,特别是将来可能扩展的最多数量。

代码的符号:符号应力求简洁,易于理解和记忆。例如,西药字典中的类目可采用英文字母 A~Z 来表示,因为类目少于 26 种时,取其类目英文名词的首字母只需 1 位且易于理解、记忆。亚目、细目均采用两位的十进制数字码,因为在同一分类中数量可能大于 9 个而小于 99 个。

分类术语与临床表达语言的差异:如何解决分类系统中的术语与临床各科使用的临床表达语言的差异问题,是编码时需考虑的主要问题之一。

第二节　医学信息素养

一、信息素养的由来及其内涵

信息素养是伴随着信息产业的形成而出现的概念,其内涵也是随着信息社会的发展而发展的。从历史上看,在 20 世纪 70 年代,一些信息科技产业比较发达的西方国家,便将传统的图书馆检索技能与计算机技能的综合能力称为"Information literacy"(有人将其译为"信息文化""信息素质"或"信息素养"),从这个意义上说,信息素养概念实际上就是从传统的图书检索技能以及计算机技能基础上演变而来的。

目前一般认为,最早提出信息素养概念的是美国信息产业协会主席保罗·泽考斯基,他在 1974 年向全美图书馆学与信息学委员会提交的一份报告中建议:在未来的几十年来要达到全民具备获取信息的能力。他描述具有信息知识的个体就是那些"接受过信息应用的培训""拥有运用信息工具的技能,解决实际问题的人"。同年,有学者在一篇阐述图书馆学未来发展的文章中,将图书馆专业与信息素养联系起来,认为信息素养的内涵至少应包括以下几个方面:①在大部分问题(而非全部)的解决方案中使用恰当事实与信息;②各种可获得信息源的基础知识;③信息存储组织的过程,它与用户的信息需求同样重要;④必须掌握信息获取的策略与方法。

经过对各种观点的深入探讨,在有关信息素养内涵方面,逐渐形成了一定程度的共识。一般认为,就其广义而言,所谓信息素养就是在信息社会中个体成员所具有的各种信息品质的总合。它由信息意识、信息能力和信息道德三大部分构成。信息意识是人们从信息的角度去理解、感受和评价自然现象、社会现象,反映个体对信息的敏感度与注意力、对信息价值的判断力与洞察力,以及捕捉、反馈、分析、判断与吸收信息的自觉程度。信息能力是个体在工作和生活中搜集、加工、传递、吸收和利用信息的一系列能力。信息道德指个体在信息活动中应遵守的道德规范,它是调节信息生产者、加工者、传递者及使用者之间相互关系的行为规范的总和。三者相辅相成,互为补充。

二、医学生信息素养的内涵

医学生信息素养的内涵包括信息意识、信息知识、信息能力和信息道德四个方面,而且在具体内容上体现了医学教育的特点。

(一)信息意识

生命科学与医学是当今世界科学技术领域发展最迅速、也是最有希望取得突破性成果的学科,对医学生信息意识培养提出了强烈要求。医学生的信息意识可划分为三个方面:领域意识,前沿意识和线索意识。领域意识是指医学生对其所学的学科或专业领域的信息的关注程度;前沿意识是医学生对学科或专业领域及其相关学科或专业领域发展前沿的信息的关注;线索意识是医学生对学科或专业领域的再现事件保持记忆、及时关联和发现线索的能力。

(二)信息知识

主要包括对信息相关术语的了解;对医学信息源概念的了解;对循证医学相关概念的了解以及对医学信息获取方法的相关概念的了解等。

(三)信息能力

主要表现在信息需求的表达能力,包括发现问题并清晰地表达概念的能力;信息获取能力,包括选择合适的医学信息源和制定正确的检索策略;信息管理与筛选能力;信息分析与评价能力,尤其是评价网上医学信息资源的能力;信息交流与沟通的能力,特别是与病人及其家属等的交流和沟通能力;信息的发布、利用与创新能力;循证实践能力,这是医学生最具特色的一种能力,也是提高疾病诊疗水平的必备能力。

(四)信息道德

对医学生而言,不仅要保护知识产权,合理合法地使用信息,更要自觉保护病人、同事和他人的私密信息,尊重病人隐私。

第二章　医院信息管理系统与医院信息化新技术

第一节　医院信息管理系统的组成与功能特点

一、医院管理信息系统的组成

医院管理信息系统主要由患者管理系统（patient administration system，PAS）和部门通信系统（station communication system，SCS）两部分组成。患者管理模块是医院管理信息系统的核心，其目标是实现病患者在医院整个治疗过程的成本与费用控制，完成制订治疗计划、治疗过程和治疗结果的性能控制。部门通信模块是围绕病患者实现医师、护士、化验室和各科室之间的诊疗信息通信。HIS 系统主要包含六个方面。

(一)医院经济核算系统

包括挂号子系统、门诊药（房）划价子系统、门诊医技划价子系统、住院登记与收费子系统、住院费用查询子系统、住院医技划价收费子系统、药房管理子系统、院长查询子系统和系统管理子系统。

(二)医院临床信息系统

包括门急诊挂号子系统、门诊医嘱子系统、门急诊输液管理子系统、门诊分诊管理子系统、门诊医生工作站、病房管理子系统、住院医生工作站、住院护士工作站、住院医嘱子系统、电子病历系统、临床路径管理子系统、药品管理子系统、配置中心管理系统、手术室管理子系统和医疗统计子系统。

(三)医院临床检验系统

包括检验仪器维护子系统、药处方与化验结果对应子系统、化验室的自动获取数据子系统。

(四)医学管理系统

包括病案管理系统、医务管理系统、护理管理系统、院感、传染病管理系统、科研教学管理系统、远程会诊系统、人力资源管理系统、财务管理系统、药品管理系统、设备管理系统、物资管理系统。

(五)医院后勤供应系统

包括医院物资库存管理子系统、医院大型设备管理子系统和医院固定资产管理子系统。

二、医院管理信息系统的功能特点

医院管理信息系统的功能包括以下几个方面:①采用基于 B/S 的模块化架构,可在一个开发平台上完成系统管理、数据分析、数据处理、数据压缩和数据传输等功能;②提供包括患者基本数据、诊断、医嘱、治疗和病史等一系列电子文档和覆盖医院整个工作流程的成本核算与控制体;③以患者唯一的用户标志快速地在数据库查询和调用患者的有关资料,通过整个治疗过程清晰的架构和日常业务的优化达到降低成本、增加效益和提高服务质量的目的。

从功能上看,医院管理信息系统包括以下几个模块。

门急诊管理模块:包括门诊和急诊患者挂号、收费、表格处理和病历统计等其他事件处理。

住院管理模块:包括患者出入院、患者病床预定、患者缴费单、表格处理和病历统计等。

诊断模块:包括诊断编码和诊断文档等。

治疗模块:包括治疗计划、临时医嘱、长期医嘱、病史记录和化验记录等。

护理模块:包括护理记录、护理分类、治疗时间表、治疗记录、化验记录和治疗统计等。

手术模块:包括手术计划与手术记录、麻醉计划与记录和材料消费等。

药品管理模块:包括中心药房、门诊药房、住院药房和药库房等药品管理。

档案模块:包括数据文件、医疗分析、事故处理、统计和电子病历管理等。

财务控制模块:包括成本核算、费用结算、财务记录和统计报表等。

日常管理模块:包括值班安排、电话单、工资册、工时记录统计和信息传送等日常事务管理。

系统维护模块:包括数据维护、数据安全和远程维护等。

后勤管理模块:包括医院供给、材料、设备、饮食计划和管理等。

其他子系统:包括 HIS 的扩充功能,例如化验室的生成处理系统、影像处理系统和远程服务系统等模块。

第二节　医院信息化新技术的应用及其意义

一、医院信息化研究和新技术应用的必要性与意义

医院信息化是一个复杂的系统工程,新需求和新问题总会随着社会进步和技术发展不断出现,提出解决问题的思路和方法,确定相应的解决方案和路径,研究或选择相应技术则成为医院信息化研究的主要目标与重要任务。例如,从医院自身管理考虑,由于医疗业务及其各个辅助科室都会产生大量的数据,这些数据有不同的来源,也以不同的存储方式进行保存,这给数据的共享和决策管理带来困难,所以规范化数据采集、存储、查询、统计分析等技术的研究是非常必要的。又如,医院是以患者为中心,从患者的角度出发,每个患者在医院产生的诊断、治疗、药品信息都必须记录在案。再如,先进的医疗设备是医院诊疗水平的标志之一,但是这些大中型特检及治疗设备,都是相对独立的,如何将这些设备产生的信息传输到医院信息系统中,并与来自于临床的各个方面的信息统筹整合,合理存储和有效利用等问题都是需要研究的课题。从以上分析可以看出,信息化研究和新技术应用将是推进信息化建设发展的关键一环。

特别是在信息技术日新月异的今天,许多关于信息的感知、传输、存储和数据挖掘等技术领域的科学设想,已经成为现实,并得到广泛的应用。一些新技术的应用将会给人类社会带来深刻的变革和巨大的影响,在生物医学领域也是如此。所以关注新技术的发展和应用前景,敏锐地抓住机遇,实时地将适用的新技术应用于医院信息化建设中,将会给未来医院信息化,乃至整个医学科学发展带来深远的影响。

二、医院信息化新技术的应用

信息新技术的发展令人惊叹,而且往往是第一时间用于医疗卫生领域。当前

信息技术的热点,如系统集成、移动互联网、物联网、大数据、云计算等,都在医疗卫生领域有成功的应用,极大地推进了医院信息化应用发展。

(一)集成技术

随着医院信息化应用广度和深度的不断提升,医院信息系统的种类和数量不断增加,业务关系越来越复杂,一家大型医院的信息系统数量可以达到上百个之多,数据量达到数十 TB,而且还运行在不同的数据库环境。针对如此大量的、异构的信息系统,如果继续沿用以往的接口技术进行集成,则医院信息系统结构将变得非常繁杂,效能低下,最终可能导致系统崩溃。

系统集成涉及用户界面、业务和数据三个层面。界面集成是指采用单点登录技术,将各个业务系统的登录界面整合在一起,用户只需输入一次用户名和密码即可在一个界面上展示所有业务功能,并在点击后进入相应的业务操作。界面集成并没有改变原有业务系统的工作模式,只是将各个系统的登录界面做了统一,这样便于整体操作。业务集成是指业务系统之间的实时或异步信息交换、功能调用和流程调度,业务集成包括应用程序接口(API)调用、业务组件调用和基于服务功能调用三种方法。API 是一组定义、程序和协议的集合,通过调用 API 接口实现业务系统之间的信息通信和共享。业务组件调用则是采用 CORBA、EJB、DCOM、WebService 等标准对 API 等应用进行封装处理,以业务组件形式提供调用。数据集成是指在数据库系统之间的数据交换和共享,以及数据之间的映射变换。数据集成的技术包括建立通用共享数据库、建立统一的数据逻辑视图、系统间数据库访问以及采用数据仓库技术等。

系统集成的形式可以分为点对点模式、集线器模式和 SOA 模式。点对点模式是业务集成的最初形式,一个业务系统与另一个系统直接通话,采用接口开发的方式,通过一定标准协议紧密集成在一起。点对点模式实现简单,可用于基本的信息交互和数据传递,但问题是系统间紧密结合、缺乏弹性,当系统数量增加时部署模型复杂,若系统数量为 N,则系统之间的连接数量为 $[N \times (N-1)]/2$。集线器模式引入了中间件技术,将集成逻辑与业务逻辑分离开,大大增强了系统部署的弹性,并且简化了接口开发工作量,N 个系统之间的连接数量减少为 N,从而将复杂的网状结构变成了简单的星形结构,易于管理大量的系统和连接。SOA 模式是面向服务架构的新型集成体系,它将软件的功能设计成一个个独立封装的服务,并通过信息交换协议进行发布,达到无界限的联通和软件复用。在 SOA 模式下,医院信息系统的各种功能被设计为独立的服务,包括系统服务和应用服务等,还可加入新的服务,运行时系统根据用户业务需求组合调用。SOA 模式可以通过企业服务总线实现,企业服务总线将集线器模式的星形结构扩展为总线结构,将总线上的各个服务按照用户需要的业务逻辑组装起来,使这些服务按照业务逻辑顺序执行,从而实现用户完整的业务功能。

(二)无线通信技术

无线通信技术是信息技术中发展最快的技术之一,WiFi、RFID、蓝牙、Zig-Bee、NFC、5G、GPS、卫星通信等无线通信技术都已经用于医疗卫生信息化领域,并形成一个称为"移动医疗"的分支。在上述无线技术的医疗应用中,WiFi 主要用于数据传输,它是医院局域网的扩展,将信息系统的操作从医生办、护士站和诊疗室扩大到患者床边。RFID 则用于医疗物品、设备和患者定位、示踪和追溯,将医疗信息监控从计算机扩展到物体和患者,实现物联网中的物与物的相连。蓝牙、ZigBee 则主要用于近距离的数据传输,具有抗干扰和低功耗等特点,主要用于医疗设备数据的传输,许多生命体征采集设备、床边诊疗设备使用蓝牙或 ZigBee技术,将数据传输到设备基站中。NFC 是一种极短距离的数据传输技术,通信距离仅为 20cm(主动通信模式)和 10cm(被动通信模式),传输速率在 0.5Mbit/s 以内,能够实现设备间的快速识别和数据传输。电信 5G 网络具有覆盖面大、传输距离远的特点,主要用于远距离的数据传输。5G 网络的另一个特点是移动中的数据传输,例如在行驶的救护车上将患者的数据传输到医院。目前使用的 5G 网络速度是 4G 网络速度的数十倍,带宽可达到数十 Mb,更多的诊疗数据可以通过5G 网络实时传输。全球定位系统(GPS)的主要功能是定位,通过电子地图实现人员、物体的准确定位,辅助医疗救治的快速定位。GPS 还可用于物体的示踪,用于医疗的调度指挥、资源管理等场合。国内的北斗定位系统已经投入运行,在医疗卫生信息化中发挥积极作用。卫星通信目前主要用于远程医疗和远程教育,随着卫星通信资源的丰富,其在医疗卫生信息化中的应用前景十分广阔。

(三)物联网

物联网是指通过二维码识读设备、射频识别装置、红外感应器、全球定位系统和激光扫描器等信息传感设备,按约定的协议,把任何物品与互联网相连接,进行信息交换和通信,以实现智能化识别、定位、跟踪、监控和管理的一种网络。根据这一概念,可以把物联网解释成为人到人、人到机器、机器到机器之间的信息的交互连接。

　　物联网的体系架构自下到上可分为感知层、网络支撑层和应用层。感知层通过智能卡、RFID标签、读写器和传感器等来收集信息;网络层通过无线网、有线网、RFID网等来实现信息的传递;应用层的关键是智能信息的处理和协同,当海量的信息传入终端后,需要进行数据的集中管理和处理。

　　在医疗服务领域,通过物联网相关技术的使用,能实现对人体更透彻的感知,利用感知、测量、捕获和传递人体状态的相关设备或系统可以随时随地获取人体健康信息;能实现更全面的互联互通,将储存在个人电子设备、相关健康数据库中的信息进行交互和共享;能实现更深入的智能化,通过数据挖掘、分析工具以及功能强大的运算系统对海量、复杂的医疗数据进行处理和整合,更好地支持医疗决策和行动。物联网的应用能有效地提高医疗卫生的公共服务和保障能力、缓解医疗资源短缺和突破医疗资源共享的瓶颈,目前医疗物联网已经成为世界各国共同认可的重要发展方向。

　　通过电子医疗和RFID物联网技术能够使大量的医疗监护工作实现无线化。随着疾病谱的改变,心脑血管、高血压、呼吸、睡眠等疾病人群的发病率增高,对人们的健康造成较大的危害。对老年人和慢性病患者进行远程监护、疾病管理和健康管理是解决医疗资源紧缺问题、降低医疗费用的有效途径。因此,通过物联网随时随地监测和采集人的各种生理参数,实行家庭安全监护,实时得到患者的各种各样的信息,可以及时对健康信息进行管理,更好地把握患者的健康情况。

　　物联网技术已被广泛运用于医疗机构的内部管理,如通过集成生命体征采集传感器的RFID标签及移动检测仪实时监控患者的生命体征,使患者得到更加安全的医疗服务,而这些监控的信息会自动录入患者的健康档案和电子病历。另外,通过条码、RFID标签以及相关的移动技术可以追溯医疗机构内的所有环节,实现医院的床位管理、物品管理、医生管理等。物联网技术的应用将进一步提升医疗诊疗流程的服务效率和服务质量,提升医院综合管理水平,实现监护工作的无线化,全面改变和解决现代化数字医疗模式、智能医疗及健康管理、医院信息系统等问题和困难,大幅度提高医疗资源的共享程度,降低公众医疗的成本。

　　物联网在医疗领域中应用"条码化"的患者身份管理,在移动医嘱、症状体征录入、病案管理、检验标本的管理、婴儿防盗、护理流程、临床路径等方面都能发挥重要作用。其应用基本可以分为以下三个方面:医疗数字信息化、医疗物资监督管理、远程医疗监护以及临床路径的应用。

1.医疗数字信息化

物联网技术在医疗信息管理方面具有十分大的作用,主要集中于患者身份的识别、样品识别、病案识别等。

(1)患者身份管理。

门诊患者使用内嵌 RFID 芯片的门诊卡,可以减少门诊缴费环节;在发药、执行医嘱时能进行严格的身份确认。医护人员能够通过移动终端读取患者的过敏史、检验结果等。

(2)婴儿防盗防抱错。

婴儿出生后戴上有 RFID 芯片的腕带,芯片中的信息与其母亲的信息相对应,可以避免抱错婴儿。产科病区出入口安装读写设备,通过时自动读取信息,链接护士工作站,及时出现报警信息,可以防止婴儿被盗。

(3)医疗器械与药品追溯。

通过记录物品和患者的身份,包括产品使用环节的基本信息、问题产品及患者信息、质量问题产品及涉及地区等信息,追溯到不良药品和隐患,控制所有的还没有投入使用的医疗器械和药品,为事故处理提供有力支持。

(4)信息共享互联。

通过医疗信息和记录的互联,整合成一个有序发达的医疗网络,通过授权可以查阅患者的相关病史和医疗措施。乡镇和社区医院与地区中心医院实现无缝对接,可以快速地完成转诊等工作。

(5)药品制剂存储和防误。

将 RFID 用在药品的存储、使用、检查核实过程中,可以提高记录效率,防止缺货,避免药品使用时候与相似药品混淆。同时,在药品的药效追踪、患者的使用记录、保质期和保存环境等方面进行信息化管理,可以避免用药疏失,确保准确安全用药。

2.医疗物资监督管理

借助物资管理的可视化技术,可以实现医疗器械与药品的生产、配送、防伪、追溯,避免公共医疗安全问题,实现医疗器械与药品从科研、生产、流动到使用过程的全方位实时监控。物联网技术在物资管理领域的应用方向具体有以下几方面。

（1）医疗设备与药品防伪。

RFID标签依附在产品上的身份标志具有唯一性，难以复制，可以起到查询信息和防伪打假的作用，是假冒伪劣产品一个非常重要的查处措施。

（2）全程实施监控。

从药品的科研、生产、流通到使用等各个环节，RFID标签都可进行全方位的监控。特别是出厂的时候，在产品自行自动包装时，安装在生产线的读取器可以自动识别每个药品的信息，把信息传输到数据库，而且在流通的过程中可以随时记录中间信息，实施全线监控。通过药品运送及储存环境条件监控，可达成运送及环境条件监控，确保药品品质。当出现问题时，可根据药品名称、品种、产地、批次及生产、加工、运输、存储、销售等信息，实施全程追溯。

（3）医疗信息管理。

通过实现不同医院、运输公司的合作，借助RFID技术和GPS技术建立一个可定位、可追踪的医疗垃圾追踪系统，可实现对医疗垃圾运送到处理厂的全过程管理，避免医疗垃圾的非法处理。

3. 远程医疗监护

从广义上讲，远程医疗监护是使用远程通信技术、全息影像技术、新电子技术和计算机多媒体技术发挥大型医学中心医疗技术和设备优势，对医疗卫生条件较差的地区或特殊环境提供远距离医学信息和服务，它包括远程诊断、远程会诊及护理、远程教育、远程医疗信息服务等所有医学活动。从狭义上讲，远程医疗监护是指远程医疗，包括远程影像学、远程诊断及会诊、远程护理等医疗活动。

4. 物联网技术在临床路径的应用

（1）对医疗行为时限要求的实时监控与预警反馈。根据目前对于医疗服务、病案管理的要求筛选出最具代表性的对于医疗行为时限要求的关键性指标，比如每日患者应接受的检查、治疗和护理项目，主任医师、主治医师查房时间，书写手术记录人员资格等，根据完成情况通过物联网实时上传到医疗数据中心服务器，医疗服务器对比设定参数后，将没有按时间完成的项目通过无线通信技术反馈到医护人员类似掌上电脑或者智能手机的手持终端中。

（2）对贵重药品、特殊医疗耗材进行实时监控与预警反馈。

（3）对临床路径执行的不合理变更进行监控：医院医疗数据中心服务器对进入临床路径中可能出现的变更按照预设的编码进行分类；RFID将临床路径执行

过程中的变更(尤其是与医疗服务程序、服务过程相关的变更)上传到医疗数据中心服务器;医疗数据中心服务器进行分析、评估、监控与预警,将初步的分析结果以类似"短信"的方式实时反馈到职能部门与科室主要负责人的手持终端设备,督促其进行整改或采取必要的弥补措施。

(4)对临床路径中各类危急值的监控与预警:医院对于患者病理状态下的各类检查数据以 RFID 技术整合入医疗数据中心服务器,系统对偏离正常值比较大的需要紧急处理的病理检查数据,或者不适合进行下一步操作、手术的检查数据进行预警,即时主动反馈结果,同时系统主动拒绝诸如手术医嘱的开出,保障医疗安全。

(5)患者拥有的具有唯一标志的 RFID 可以实时存储就医服务的全过程、就医过程中所有的生化以及影像学的检查结果、就医过程中发生的费用以及其他就医过程中的重要信息数据,并通过无线数据传输技术进行打印或者数据刻录。拥有相应权限的职能部门可以用手持终端设备在医疗数据中心服务器下载相关数据。

(四)云计算技术

云计算技术是信息网络时代的产出物,它是将不同种类的计算作为主体依据,把数据和计算结果依据网络进行分析,从而形成的一种新的计算方式,对于大规模的数据通过共享的途径进行计算和处理。从广义上来讲,云计算技术是一种依据网络从而得出结果的交付以及使用的服务;从狭义上来讲,云计算技术是以共享计算机为主机,使用互联网网络实现与其他计算机之间的联系,从而进行计算的计算方式。总而言之,云计算技术是一种以互联网为载体,服务标准为行为指导的服务型计算方式,从而提供出更方便、更迅捷的网络服务。

在医院信息化建设的过程中,云计算技术的采纳使得医院各类资源数据被整合处理,因此相关工作人员可以对医院的发展现状更好地进行把握,进而制定出符合实际需要的资源配置方案。医院在进行信息化建设的过程中,对人力、物力、财力进行大量的投入,但是应用云计算技术,就会大大地节约成本,它只是依靠互联网服务器来完成整个过程。因此,云计算技术应用于医院信息化建设中,一方面可以对资源信息进行充分地利用,提高工作的效率与整体服务质量;另一方面,能促进各医院之间信息的互相交流利用,提高其经济效益,促进医院的整体发展,为医疗事业发展奠定基础。

1.云计算技术在桌面终端的虚拟化应用

其必要性主要体现在以下方面:首先,医院的信息维护人员面临着不同的服务器架构,复杂的用户需求及多样化的操作系统,需要桌面终端虚拟化的支撑;其次,医院信息技术人员需要随时处理相应的问题,需要移动端的信息保障,此项技术的核心就是实现存储设备及服务器的桌面化及云端开发。当前,应用最广泛的技术是 VDI 虚拟桌面技术,通过多台服务器并行或 N＋1 冗余配置,可以使客户端借助相应的桌面软件随时登录并进行操作,进而实现医院办公的快捷性。

桌面云终端的建立,需要构建以虚拟化层、基础设施层及云管理层为基础构架的平台系统。并在移动端及 PC 端设计对应的客户端,例如 VMware、Hyper－V 等,这样就可实现云端的同步及随时登录使用。同时,云存储特殊的加密方式,可以最大限度地保障信息的安全性。

2.云计算技术在储备设备中心及服务器中的应用

将医院原有的存储设备及服务器进行虚拟化,可以满足存储设备与服务器一体化的云平台需求。首先,将高配置的服务器进行有效的分割虚拟化,将原来的单个高配置服务器进行虚拟化分割,使其成为具有特定功能的小服务器。其次,对低配置的独立服务器进行有效的资源整合,构建一个核心的服务器群体,进而实现系统功能的提升。在此过程中,需用到虚拟化技术,在服务层考虑的就是 IaaS 基础设施的应用,其中虚拟化的对象为内存、IO 及 CPU。CPU 的虚拟化就是将物理层的 CPU 虚拟化为单独的或若干个处理器。在工作过程中,其在云端互不影响,相互独立。IO 的虚拟化可以实现对实际设备的统一管理,进而满足不同人群的需求。内部存储的虚拟化的本质是整合及分割,从而实现对云端的统一调配及管理。

3.云计算技术在患者电子病历信息共享中的应用

医院的病历有时会出现纸质报告信息丢失、患者信息缺失及数据资料不连续等问题。而云计算技术在患者电子病历信息共享中的应用,可以在一定程度上解决纸质病历存在的问题;同时,通过患者病历数字化也可实现患者病历信息共享,这样就可使患者真正参与到就诊活动中,及时获取自身的临床信息,从而高效地与医生进行交流,提高医疗服务质量及效率。在医院信息化的过程中,云计算技术还可借助租用服务模式为有需要的医院提供软件租用服务,实现医疗信息及服务的有效共享,提升医院的服务质量及工作效率。与此同时,软件开发商还可对使用的软件进行维护及进一步优化升级、降低软件成本、提高软件性能,从而减少医院信息化建设过程中的投资风险。

4.云计算技术在医学影像方面的应用

目前的医疗活动进行的过程中,患者就诊时,医生需要借助影像设备,比如超声、磁共振、CT 等来为患者进行检查和治疗。我们知道,影像设备的最终检查结果是以电子影像的形式呈现出来,这往往就需要很大的空间内存用来储存结果,而且一些高质量的医疗影像资料的要求严格,所需的储存空间就会非常大,若想要长久储存这些信息资料,就需要足够大的空间内存。而云计算技术的应用就极大地满足了这种需求,用来完成这项任务。使用云计算技术进行储存,将上百台计算机存储的数据信息进行整合处理,各功能之间协同工作,不仅可以对数据信息进行储存,还可以对外部人员提供业务咨询服务。云计算技术在医院信息化建设中的应用,为医院信息的储存提供了服务,很好地解决了医学影像信息处理的存储问题,促进了医院信息化的建设。

5.云计算技术在医院软件服务的应用

由于云计算技术的技术专利性,服务成本非常之高,很多医院望而却步,因此云计算技术并没有得到广泛的应用,这影响着医院信息化建设的整体进程,但是云计算技术提供租用服务从而为医院提供相关软件的服务。医院可以根据自身的需求类型来租用所需要的软件,为自身提供服务,这样不仅解决了自身需求问题,也极大地降低了成本。另外,软件供应商对于租借的软件在原有的基础之上,进行开发更新与日常维护,以降低软件实际使用成本的方式,在很大程度上规避医院信息化过程中的投资风险,促进信息化建设的顺利进行。

(五)大数据

大数据是指那些超过传统数据库系统处理能力的数据。它的数据规模和转输速度要求很高,或者其结构不适合原本的数据库系统,为了获取大数据中的价值,必须选择另一种方式来处理它。数据具有大量、多样、高速、价值的特点。大数据呈现结构化、半结构化和非结构化的多样性以及数据流传输的高速性。大数据的分析结果具有很高的可信度和商业价值,因此大数据主要用于预测、决策和分析等。

虚拟化、物联网、云计算技术应用催生了大数据技术,一般能够使用传统的数据库、数据仓库和 BI 工具能够完成的处理和分析挖掘的数据,还不能称为大数据,这些技术也不能称为大数据技术。面对大数据环境,包括数据挖掘在内的商业智能技术正在发生巨大的变化。

在医学领域,大数据应用涉及以下几方面。①药品研发:实验室和临床数据分析有助于加快药品研发过程和提高药品安全性。②临床决策支持:通过临床数据进行分析,为医生的临床诊疗方案提供决策支持。③药物临床应用分析:通过分析药物临床效果、副作用和不良反应等数据,对药物进行筛选。④流行病、疫情监控:利用搜索引擎等手段预测和监控流行病和疫情。⑤人口健康分析和预测:对国家和区域居民健康档案、电子病历等数据进行分析,预测人口健康和疾病。

(六)移动医疗设备

1.数字化医疗设备

随着医院信息化应用程度的不断提高,数字化医疗设备已经逐步取代传统的模拟医疗设备。数字化医疗设备在采集人体模拟信号(如图像、电信号、温度和血压等)后,通过模数转换器(A/D)将模拟信号转换为数字信号,再由设备内部的计算机进行处理和显示,并可从设备提供的标准数据接口输出。医院信息系统从数字医疗设备的数据接口获取数据进行管理和应用,同时也可向设备发送指令,控制设备的操作。一个典型的例子是 CT 成像设备,CT 采用 X 线成像,X 线从 CT 的 X 线球管发出,透过人体后被安装在 X 线球管对面的 X 线传感器接收,传感器的功能是将 X 线信号转换为电信号,该信号的强弱以电平高低表示(即模拟信号)。模拟信号通过模数(A/D)转换器转换为数字信号,数字信号以数值大小表示信号强弱。经过上述转换后,数字信号进入 CT 设备内部计算机系统进行图像重建和显示。重建后的图像可按照国际图像格式标准(DICOM 格式)进行处理并提供输出。医院的图像信息系统(PACS)即可从 CT 输出接口获取 DICOM 格式图像进行存储管理和向全院提供查询、浏览和归档等服务。同时 PACS 系统可通过接口与 CT 连接,进行患者图像匹配,控制 CT 图像传输等操作。

2.移动医疗设备

简单地说就是在数字化医疗设备的输出端加装无线发射装置,实现与外部计算机系统的数据传输。例如,加装了无线装置的床边 X 线机、B 超机、心电图机,在患者床边完成检查后就可即时将检查数据发送到医院信息系统,带有无线装置的监护仪、生命体征采集设备用于120患者急救、灾难救治,在患者的运送途中即可将信息发送到医院信息系统,为患者的诊断和救治赢得宝贵时间。

移动医疗设备最广泛的应用是便携式和家庭式个人移动医疗,集数字化、无线化、便携化和智能化为一体的个人移动医疗设备给人们带来了全新的健康服务和医疗体验。

个人移动医疗由传感器、模数转换器、无线发射装置、数据处理器和远端服务系统组成。如同数字化医疗设备一样,传感器将人体的生理信息转换为电信号,通过模数转换为数字信号后由无线发射装置发送到数据处理器。在个人移动医疗应用中,智能手机是最常用的数据处理器,它通过蓝牙等无线传输方式,接收从传感器发送来的生理信息,并进行处理、分析和显示。之后,手机通过无线网络将生理信息发送到远端服务系统,远端服务系统可以是医院、保健和健身机构的移动医疗服务平台等,由这些服务系统对生理信息做进一步的分析处理,并提供连续监控、反馈、提醒和健康指导。

个人移动医疗设备的特点是小型化和可穿戴化,装有多种传感器的穿戴医疗设备,可全时间和全方位获取人体健康信息,为医疗保健服务提供一种全新的模式。无线医疗设备市场方兴未艾,各种新型无线医疗设备层出不穷,无线医疗设备将在保健和健康服务领域发挥巨大作用。

第三章 一体化门(急)诊与住院信息系统建设

第一节 挂号与预约挂号系统

一、挂号与预约挂号系统内涵阐释

(一)挂号与预约挂号系统界定

医院挂号包括当日挂号和预约挂号两类。医院预约挂号系统是指医院利用现场预约、语音电话、网站、短信、微信、自助设备等方式为患者提供预约看病服务的系统。

医院预约挂号服务是医院缓解看病难的问题、提高服务品质的有效手段。医院提供预约挂号服务体现了以患者为中心的服务理念,方便群众就医咨询、提前安排就医计划、减少候诊时间、简化就医环节,有利于医院提升管理水平,提高工作效率和医疗服务质量,降低医疗安全风险。预约挂号服务在一定程度上缓解了门诊大厅挂号窗口的紧张状况,降低了患者挂号的难度。通过把医院门诊挂号信息资源共享,供患者、家庭及社会各方面使用,在最短的时间内把医生出诊信息和临时的变化信息公布给患者和社会用户,使他们避免了到医院就诊的盲目性,提高了挂号的准确性。

(二)挂号与预约挂号系统发展历程

1. 现场挂号向远程挂号发展

传统挂号形式的挂号资源都集中在医院内部,只能在医院现场挂号。网络远程预约挂号形式,挂号资源基本对外开放,使患者足不出户就可完成挂号预约。

2. 人工服务向自助服务发展

随着自助挂号设备的投入使用,患者可以不用在挂号窗口排长队,就可自助完成预约挂号。电脑网络预约、手机网络预约、短信预约、微信预约等也是自助挂号服务的一种形式。

3.预约登记向预约挂号发展

在网络支付平台建立以前,患者挂号只能采用预约登记的方式,还不能在线支付挂号费和诊金。现在网络在线支付平台得到成熟应用,系统会按照患者类型自动计算挂号费和诊金,使得患者可以进行在线支付交易。这才是真正意义的预约挂号,与预约登记有显著区别。

4.集中挂号向分散挂号发展

以前患者集中在门诊大厅排长队挂号,挂号时间长,现在医院把挂号权限分散到医生诊间、护士分诊台和各楼层的挂号窗口,对挂号人群进行了分流,缓解了门诊大厅挂号窗口的压力。

(三)预约挂号的主要形式

随着现代计算机网络信息技术的进步和在医疗领域的应用,预约挂号服务形式逐步呈现多样化。同时采取多种挂号形式进行挂号,是解决大型综合性医院挂号难问题、改善患者就医环境、减少患者就医排队时间的行之有效的途径。预约挂号形式分为预约登记和预约挂号。预约登记是指仅进行了预约资源的登记,还没有支付挂号费用,患者需要在就诊时间点到达前,提前到医院现场取号窗口缴费取号,否则所挂号码资源系统自动回收。在预约登记的基础上进行挂号费用支付,称为预约挂号。预约挂号的主要形式具体如下。

1.现场人工窗口预约挂号

患者直接到挂号窗口与挂号服务员进行咨询预约挂号,支付挂号费和诊金,直接取得挂号凭据。

2.热线电话人工预约登记

患者可以拨打医院预约热线电话,由客服人员负责导诊咨询和预约登记,并告知患者在就诊之前要到取号窗口进行缴费取号。

3.热线电话语音预约登记

主要针对熟悉挂号科室的患者。他们可以拨打医院预约热线电话,由语音负责导诊和预约登记,并告知患者在就诊之前要到取号窗口进行缴费取号。

4.电脑上网预约登记/挂号

主要针对熟悉电脑操作的患者。他们用电脑上网的操作技能熟练,因而能很方便地进行上网预约登记。如果网络预约挂号平台提供了在线支付服务,患者可以在网上直接支付挂号费和诊金,完成预约挂号。

5.手机上网预约登记/挂号

手机上网预约主要针对智能手机用户群。智能手机一般屏幕较大,只要通过手机访问医院预约挂号网址,便可轻松完成预约登记。如果网络预约挂号平台提供了在线支付服务,患者可以在网上直接支付挂号费和诊金,完成预约挂号。

6.手机短信预约登记/挂号

手机短信预约主要是针对暂时远离电脑或商务繁忙的患者,只要发送特定短信至预约服务中心,便可轻松完成预约登记。如果患者选择手机服务提供商提供的支付服务,挂号费和诊金也可以在话费中自动扣除。

7.手机或平板客户端预约登记/挂号

通过在智能手机或平板电脑(安卓系统或 IOS 系统)中安装预约挂号客户端软件,进行软件上网预约登记软件,一般具有在线支付功能,可以顺利完成预约挂号。

8.自助挂号机预约挂号

医院在门诊大厅和各楼层显著位置放置自助挂号机,由患者自己根据语音提示和触摸屏操作,在友好的人机界面的交互下进行预约挂号。若患者对其使用不太熟悉,还可以让现场的自助服务导诊员协助完成。

9.第三方预约平台登记/挂号

由卫生局或第三方中介公司与医院合作,面向患者提供各种网上预约,手机上网、手机短信、热线电话等多种预约服务渠道。

10. 分诊台预约登记/挂号

分诊台预约登记/挂号是指患者前往各就诊科室的分诊台,提供预付费储值的诊疗卡,由分诊护士预约登记,可以通过诊疗卡扣除挂号费用。分诊台预约挂号的前提是医院信息系统中运行了诊疗卡的预付费管理系统。

11. 诊间预约登记/挂号

诊间预约登记/挂号是由医生操作来完成患者预约的登记,一般只允许挂医生自己的号。

12. 微信预约登记/挂号

微信预约挂号是通过患者将诊疗卡与自己的微信绑定,即可通过微信交互对话的方式选择科室、医生,最终实现预约登记或预约挂号。

二、预约挂号系统主要业务流程

预约挂号系统主要的业务流程具体如下。

(一)排班管理

排班管理的顶层业务流程:制作排版模板—排班记录生成策略—生成排班记录—调整排班记录(临时新增排班记录)。

(二)停诊

停诊是"调整排班记录"的操作之一,此功能适用于排班当日医生由于有事不能出诊的情况,停诊前,若有患者已挂出排班医生的号,医院要负责通知患者"医生已停诊",患者接到通知后可以选择换号或退号。

(三)门诊挂号/预约挂号

门诊挂号与预约挂号流程有两个不同之处:第一,门诊挂号有付款交易和打印票据的过程,不需要违约黑名单管理。第二,门诊窗口挂号有加号权限,而预约挂号则不开放加号权限。

(四)急诊分级挂号

急诊患者先到急诊分诊台,由分诊护士评估患者情况后进行病情分级,给患者开具预诊单,预诊单上面显示的信息包括就诊科别、病情级别、系统疾病、就诊场所等信息。患者持预诊单到急诊挂号处进行挂号。患者无资料的,需要建卡。挂号结束后患者返回分诊台,根据病情分级的结果由护士指引到相应场所就诊。急诊分级为Ⅰ级、Ⅱ级的,直接进入抢救室抢救。

(五)取号

患者成功预约登记后,在就诊当日取号时间点截止前到医院取号窗口取号。患者未及时取号的挂号资源,系统自动按照回收策略进行回收。系统自动对爽约的患者进行违约记录,违约超过指定次数的,可以将患者列入黑名单管理。

(六)退号

一般输入挂号的票据号码来退号,若对应的挂号记录已由医生接诊,则不予退号。所退的号源按照资源回收策略进行回收。通过网络退号的应通过支付平台进行电子退款。

(七)换号

换号是在退号的基础上自动切换到挂号主界面,患者重新挂号。

三、预约挂号系统的主要功能

预约挂号系统功能可以划分为基础数据层、号表管理层、号源开放层、挂号服务层、登记挂号层、数据利用层共六个层次。

(一)基础数据层的主要功能

基础数据层表示挂号系统需要的基础数据字典,包括定义出诊时段字典、定义号名(号源名称)、定义号别(出诊医生职称)、出诊科室字典、楼层指引字典、医护人员字典、医护人员专长字典。对于集团医院,不同院区的出诊时段可能不一样,需要分别定义。出诊科室字典来源于 HIS 的门(急)诊科室和医技科室字典。

楼层指引字典用于挂号单上打印就诊科室的位置。医护人员字典来源于 HIS 的门(急)诊科室的出诊医生。医护人员专长字典用于挂号过程和分诊过程的导诊。

(二)号表管理层的主要功能

号表管理层是门(急)诊安排的关键,是门(急)诊就诊流程有序的保证。具体内容包括以下几项。

1. 排班模板

排班管理员定义一周的排班母版,一般以号名为单位定义出诊时段、总号数、加号数、预约号数、限号数等,并可随时修改排班母版。

2. 生成排班记录

生成排班记录模块用来根据已定义的排班母版生成一段时间内的排班记录表。

3. 新增排班记录

新增排班记录功能用来应对医生临时增加出诊的情况。这种情况一般是相同时段仅出诊一次,以后不再在同一时段出诊。

4. 查询/修改排班记录

查询/修改排班记录模块用来对排班记录进行查询/修改,纠正与实际出诊的偏差。

5. 暂时停诊

暂时停诊功能用于停止已经挂出的排班记录,已经挂出的号,医生要负责出诊看完。

6. 停诊

停诊功能适用于排班当日医生由于有事不能出诊的情况,停诊前,若有患者已挂出此医生的号,医院要负责通知患者"医生已停诊",患者接到通知后可以选择换号或退号。

7. 撤销停诊

撤销停诊功能用于对暂时停诊或停诊的号恢复为出诊状态。

8. 替诊

替诊功能用于以下情况:医生本人不能出诊时,由其他医生临时替代本人出诊。

9. 节假日调整

节假日调整功能用于将法定节假日的排班表与某一工作日的排班表进行调换或者调整为某一周末的排班表。

10. 分时段预约策略

分时段预约策略是指根据医院各科室患者就诊的特点,在定义排班模板或增加排班记录时,定义各个号源的就诊时段,每个时段分配不同的挂号资源预约数。目的是使患者知道自己的就诊时段,节省就诊时间。

(三)号源开放层的主要功能

号源开放层用于定义号源的发布策略并发布挂号资源。

1. 排班记录(号源)

排班记录(号源)是指通过号表管理层的功能模块生成可以挂号的号源。

2. 排班表查询服务

挂号业务相关人员可通过排班表查询服务查询排班情况和号源剩余情况,以便回答患者的咨询和进行导诊。

3. 当日停诊号源发布服务

当日停诊号源发布服务是指医院在门诊大厅通过 LED 屏幕或大尺寸平板电视将当日的号源的停诊情况予以公布,提醒患者不要盲目排队挂号。

4. 当日剩余号源发布服务

当日剩余号源发布服务是通过门诊挂号大厅信息显示系统将当日及规定时间内门诊出诊医生的个人信息、数量、楼层分布、诊室布局、每个医生最高挂号数、目前已有挂号数、挂号费等相关数据予以公布。通过提供的大屏幕显示接口功能,实现挂号资源的大屏幕显示。

5. 按策略发布的预约资源池

对预约号源按照预约挂号不同形式定义发布策略并进行资源发布。例如,定义网络预约可以提前预约的天数;凭预约条挂号的资源不对外发布,只能通过医院现场窗口预约的规则定义等。

(四)挂号服务层的主要功能

挂号服务层向门(急)诊患者提供多种挂号形式,对急诊患者只提供在医院现场挂号,而门诊患者既可在现场挂号,也可以通过网络远程挂号形式挂号,如窗口挂号、窗口预约挂号、电话预约登记、自助挂号、网上预约挂号、第三方预约挂号平台等形式,并向登记挂号层产生登记或挂号信息。

1. 门诊挂号

门诊患者可选择多种挂号形式挂号:可以在医院现场挂号,也可以进行远程预约登记或预约挂号。

2. 急诊挂号

急诊患者先到急诊分诊台,由分诊护士评估患者情况后,进行病情分级,手工开具预诊单。患者持预诊单到急诊挂号处进行挂号。患者无资料的,需要建卡。急诊挂号系统除录入患者的一般挂号信息外,还要录入患者的病情级别(Ⅰ、Ⅱ、Ⅲ、Ⅳ级)和初步诊断(呼吸系统疾病、循环系统疾病、神经系统疾病、消化系统疾病、血液系统疾病、泌尿系统疾病、创伤类、其他)。

(五)登记挂号层的主要功能

登记挂号层主要提供与挂号业务逻辑和数据持久化相关的模块功能。

1. HIS 预约登记记录

HIS 预约登记系统的输出是产生预约登记记录。

2. HIS 预约挂号记录

HIS 预约挂号系统的输出是产生预约挂号记录。

3. 取号功能

在患者取号的环节中,应注意:①系统要定义好取号规则,规定患者在相应的时段内及时取号;②定义未取号资源的回收策略,避免号源的浪费;③定义取号违约黑名单管理规则,把违约超过指定次数的患者列入黑名单管理。

4. 挂号费、诊金减免策略

国家和地方对不同预约挂号人群出台了相应的挂号费和诊金减免政策。系统能按患者费别、身份、号别、年龄段、是否退休、是否有门诊优先证等状态计算挂号费、诊金、诊金记账费。例如,持有老人证、伤残军人证的患者免收挂号费;离休的公费医疗患者挂普通门诊号可以减免诊金。已经列入公费医疗黑名单的患者不能进行诊金减免。定点医院不在本院的只能在挂急诊号时才能享受诊金记账。这些规则需要用系统的费用减免策略管理器进行预定义。

5. 取消登记

患者成功预约登记后,若不想就诊了,可以用各种方式通知院方取消预约登记。取消登记的号源系统按照回收策略进行回收。

6. 退号功能

退号环节设计上应注意:①定义退号规则,如医生接诊后就不能退号;②定义退号资源回收策略。

7. 换号功能

换号过程是先退号再挂号。有两种情况导致换号:①主观上由于挂号过程操作失误导致的换号;②客观上由于出诊医生临时停诊导致的换号。

8.号源回收策略

系统后台会定期对患者爽约的资源进行自动回收。患者退号业务过程中也直接对退号资源进行回收。资源回收的策略通常是:就诊当日退号,可挂号总数加1,退号资源号码不回收利用;提前退号,可挂号总数加1,退号资源号码回收利用。

9.票据作废重新打印

由于打印机卡纸或打印作业异常而导致票据作废的,可以通过此功能重新打印票据,原票据作废。

10.取消/退号记录

通过取消登记和退号操作生成的回退记录,是财务日结和审计的需要。

(六)数据利用层的主要功能

1.挂号信息查询、统计服务

提供与挂号数据相关的各类查询统计和数据挖掘的接口服务。

2.挂号数据财务监控

对挂号消耗的财务票据和挂号日结的财务数据进行审计监控。按财务规定格式打印收款方式汇总单和收款分类汇总单,并结算所有挂号未结账数据。结账报表信息有:收款方式、按收款方式汇总的收费张数、收费金额、退费张数、退费金额、合计金额;汇总使用的发票号码范围和张数;汇总作废重新打印的发票号码和张数;汇总退非本人挂号的发票号码和张数。这样可以满足财务科对门(急)诊挂号员工作量统计的要求。收款分类汇总单上应打印各号别、各科室的挂号数和金额、合计金额。挂号结账单应支持结账历史的打印。

3.门(急)诊挂号统计

能查询门(急)诊科室挂号、退号、加号、停号、号满的情况并生成统计报表。急诊病情分级的统计能按日期查询患者的病情级别和初步判断来进行,并能打印输出报表。

4.病案统计挂号数据接口

提供接口输出病案管理系统需要的挂号门诊量的各种核算统计报表数据。

5.面向患者的挂号查询服务

对单个患者提供语音、短信、微信、网络查询挂号预约状态、指引。

6.面向挂号员的查询服务

能查询挂号员本人挂出的预约号、当日号、退号、患者信息、科室、医生、专科的挂号信息等。

7.分诊系统接口服务

该模块的功能是向 HIS 的分诊系统提供所需数据。

四、预约挂号系统设计原则与要点

(一)预约挂号系统的设计原则

(1)采用 Web Service 接口,实现预约挂号系统与其他系统的对接。
(2)设计多渠道的预约形式,覆盖各种应用场景,适合各类人群使用。
(3)软件界面美观易用,操作快捷稳定,支持键盘操作。

(二)预约挂号系统设计实施中的注意事项

1.实名制免费预约挂号

实名制网络免费预约挂号要求所有预约均需要提供患者的门诊诊疗卡号。实名制的好处是建卡在医院内部进行,保证患者在医院具有唯一主索引,避免资料重复泛滥,有利于患者诊治疗过程的控制和信息归档。

2.出院患者随诊预约登记

多数住院患者在出院一段时间后需要返院随诊,如果患者在出院当日就能预约到随诊日的门诊号,那将会极大地方便患者。但是随诊日的医生排班还不确定,系统可能预约不到,这需要系统进行全程预约任务的管理。系统先将预约任务登记下来,在到达号源开放首日,系统就能提醒预约,并将预约结果通知患者。

3. 预约挂号公共服务平台接口

目前政府在大力推广预约挂号公共服务平台的建设,很多第三方预约挂号公共服务运营商陆续与医院开展合作预约挂号,要求 HIS 的预约挂号系统对外提供服务接口。Web Service 是跨系统平台的首选的接口方式,由 HIS 的集成平台对外提供统一的 Web Service 接口服务,避免每接入一个运营商都要开发新的接口。

4. 远程预约挂号的安全性设计

HIS 挂号系统通常运行在医院的局域网,网络预约挂号需要在互联网上运行,信息交换在医院局域网和互联网间发生,所以必须考虑安全性。安全网闸技术是模拟拷盘的工作模式,通过电子开关的快速切换实现两个不同网段的数据交换的物理隔离安全技术,基于网闸技术实现内外网物理隔离的网上预约挂号系统得到普遍应用。

5. 特殊科室的挂号模式

简易门诊面对的是复诊患者,为方便其就诊,患者不用挂号,直接排队就诊,挂号费可以在患者缴费时收取。特诊门诊面对的是 VIP 患者,护士站提供"一站式"服务,包括护士挂号服务,同时特诊医生排班管理也由特诊护士完成。急诊科面对的是危、重、急患者,患者挂号前需要急诊护士进行病情分级处理。在进行系统设计时应考虑这些科室的特点。

6. 加号、停号流程优化

传统的加号方式需要医生手写凭据给患者加号,停号需电话通知号表管理员,效率很低。如果医生得到授权,在诊间里可以设置本人号源的加号(加号数有上限)、停号,那么医生和号表管理员的工作效率将得以提高。

7. 优化界面提示和指引

(1)停诊和挂满的号源用颜色(红色)突出显示给挂号员,而不应直接将其隐藏。

（2）提供医生专长提示,这有助于新入职挂号员的自学习和患者自助挂号过程的导诊。

（3）凭预约条挂号的号源在界面上应提供特殊的提醒,避免号源浪费。

（4）挂号单上突出显示就诊序号和就诊楼层位置。

8.挂号黑名单管理

为了减少患者预约登记后爽约不来取号和恶意退号的行为,系统应进行黑名单管理,以保证正常的挂号秩序。

第二节　门(急)诊与排队叫号系统

一、门(急)诊管理系统

(一)门(急)诊业务的特点与模式发展

1.门(急)诊业务的特点

门(急)诊是医疗工作的第一线,是患者进行咨询、诊疗、体检、预防及保健的场所,是住院患者的主要来源,是医院管理、医疗技术和服务水平的集中反映,其服务质量的高低、环境的优劣、收费是否合理等,都会影响医院的社会效益和经济效益的大小。因此,依靠门(急)诊管理系统加强门(急)诊规范化管理,提高服务质量是医院发展的重要环节,门(急)诊管理系统在医院信息系统中的地位非常重要。门(急)诊业务的主要特点如下。

（1）就诊患者多,就诊时间随机。就诊情况受季节、天气和社会因素等的影响,且医院的日门诊量很大,这要求业务系统能高效稳定的运作。

（2）就诊环节多。挂号、分诊、候诊、就诊、收费、取药、检查、检验、治疗、取报告等环节,要求系统流程以患者为中心,各环节的手续要简便实用,流程要顺畅。

（3）就诊患者流动性大、医生排班变动频繁。因此,对业务系统数据采集质量和操作快捷简易性要求高。

（4）一周内,7天每天24小时不间断服务。这对业务系统的安全稳定性要求非常高。

2.门(急)诊服务模式的发展转变

(1)人工服务向自助式服务发展。为减少患者就医各环节排队等候时间,在门诊大厅和各楼层服务区域设立相应设备,为患者提供自助式预约挂号、缴费、查询打印收费明细清单、检验检查报告打印等服务,提高患者对医院服务的满意度。

(2)业务窗口服务从集中型向分散型改进。医院在门诊大厅提供集中的窗口服务,同时为方便患者,将挂号、收费窗口分散到门诊不同的楼层区域,易于患者分流。

(3)从分散型服务向一站式服务转变。门诊服务台提供统一预约平台进行放射科检查预约、超声检查预约、挂号预约、门诊清单打印、检查检验报告打印等一站式服务。门诊为特殊患者提供全程的各类咨询、挂号、审批、缴费、取报告、取药等一站式服务。

(4)从封闭式服务向开放式服务发展。为了患者足不出户就能方便快捷地享有传统院内服务,医院通过主页或与第三方中介机构合作提供对外预约挂号服务,出现了网络预约、手机短信预约、微信预约等多种服务方式。对外开放的服务逐渐从预约挂号延伸到检验检查图像报告查询、处方查询、各种检查预约服务等方面。

(5)院内急救向院前急救模式发展。

(二)门(急)诊管理业务流程及其功能

1.诊疗卡管理及其功能

诊疗卡管理包括建卡、卡挂失、补卡、换卡、卡修改、卡查询和发卡统计。建卡的业务流程是患者到医院就诊,要先到办卡处办理诊疗卡;为了减少排队等候时间,办卡处工作人员可以读取第二代身份证或公医医保资料库中已有的资料,减少手工录入的时间,加快患者资料采集的速度,提高资料采集的质量。

诊疗卡管理的主要功能如下。

(1)患者唯一主索引。

患者唯一主索引(EPMI,即患者登记号)作为 HIS 系统的主索引,能够关联患者所有相关信息,包括基本信息、过敏信息、家族病史、历次诊疗信息、检查检验信息、患者主管医生、历次电子病历、收费情况(门诊、住院)等,同时还可以将患者的相关人员(如家属、同事)的信息进行关联,便于关联分析家族史与职业病的成员病史。患者主索引也是医保结算、客户服务、成本核算、病种分析等管理的关联主线。患者唯一主索引通常由 HIS 的建卡功能模块生成，并对其他应用系统进行分发，以保证整个系统患者基本信息的一致性。目前诊疗卡的常见形式是非接触式 IC 卡，是查找患者唯一主索引的主要载体形式之一。可以将多种载体形式（银行卡、市民卡、交通卡、身份证）的号码与登记号进行绑定，建立多对一的关系。只要做了关联，即使患者没带医院内部发行的诊疗卡，也可以找到患者登记号安排患者就诊。诊疗卡管理必须符合患者唯一主索引的要求，为实现不重复建卡，系统根据患者的姓名、性别、出生日期、身份证号码等关键信息进行匹配查找，若有匹配结果则对建卡员进行提示和警告。

（2）诊疗卡管理功能。

诊疗卡发放通常由专业人员进行操作，也有将建卡与挂号管理合二为一的形式。IC 诊疗卡还可实现电子钱包的增值应用，支持银联充值、人工充值、自助挂号付费、收费交易等财务管理功能。

（3）患者资料的采集方式。

①从本院体检系统中获取资料。

②从公费医疗患者资料库中获取资料：对于已实现电子化管理的公费医疗患者资料，能建立公费医疗白名单库，并定期从公医办网站下载并刷新。建卡时不在白名单库的资料即不能通过验证，不应该继续完成建卡登记。

③从第三方资料库中获取资料：对于患者资料来自第三方软件系统的，应通过软件接口在线获取患者资料。例如，医保患者资料登记通过接口直接从医保系统获取患者资料信息。

④从第二代身份证或市民卡中获取资料。

⑤手工录入。

2.门（急）诊财务票据管理及其功能

门（急）诊财务票据管理包括对门（急）诊挂号收费发票购入和发放的全程跟踪管理。票据管理的主要功能如下。

（1）发票购入：医院购入的发票要通过此功能及时录入系统。发票起止号码包括字母和数字的组合，前面的字母也要完整录入。

（2）发票发放：发票发放是指对发票管理员将发票分发给收费员的过程进行记录。

（3）发票转交：收费员调岗或离职后，如果手里还有未用完的票据，则可以通过发票转交功能,直接转交给其他收费员。

(4)发票查询:发放记录的状态包括已用完、可用、待用。通过发票查询功能,收费员可获得当前使用的发票是哪一本和下一本待用的发票,避免拿错发票。

3.门(急)诊收费管理及其功能

门(急)诊收费系统是用于处理医院门(急)诊收费业务的联机事始处理系统,包括门(急)诊收费、退费、审批、打印报销凭证、结账、统计等功能。系统在符合医院会计制度和有关财务制度的基础上,要以患者为中心,优化服务流程,减少患者排队时间,提高收费工作的效率和服务质量,减轻窗口业务工作强度。门(急)诊收费的主体业务包括收费审批、收费、退费、日结账、收费查询。门(急)诊收费管理的主要功能如下。

(1)收费数据来源。

①与医生工作站系统联网,可以直接从医生工作站提取收费项目,按医生开列的电子处方收费。

②对于医生手写的处方,诊疗项目可由收费员手工输入或通过模板录入收费,药品处方应由药房定价录入电子处方后再收费。

③若处方中有多组收费项目,按患者要求可以选择部分收费,对于未收费的处方项目可以再次调用收费。

(2)显示屏和语音设备接口。

支持收费过程外接显示器同步显示,方便患者知情收费内容和应收、找还金额信息。

(3)支付方式。

支持现金、记账、支票、银行卡、医保卡等多种支付方式。

(4)特殊科室收费。

①支持急诊观察区患者收费处理,留院观察期间费用可记账,出院时对记账费用做终结,打印一张门诊收费发票。

②支持体检系统接口收费,体检系统开列的检验、检查等诊疗项目能从体检系统传送到 HIS 收费系统,并按照符合体检系统定义的折扣算法收费。

(5)收费权限控制。

收费员直接调用医生电子处方收费,不能修改医生处方,但可以按照医生手写单补录诊疗项目收费。医生手写处方必须到药房划价后再收费。若要对患者的关键信息(如自付比例)修改,则需要授权。

(6)收费策略。

①公费记账患者资料验证,已经列入黑名单的享受公费医疗患者的处方不能记账收费。

②支持公费医疗日记账限额收费,能按各公医办单位政策规定的日记账限额标准,限制患者每日药品和诊疗项目的记账费用,超额的金额部分自费,并对患者显示和提醒。

③支持公费医疗记账审批功能,收费项目审批后,可按身份比例、审批比例、审批的限额标准记账。

④按医保政策,不孕不育专科、整形美容外科门诊就医的医保参保人不予使用其个人医疗账户资金。

⑤支持某些科室按预先定义的价格加收比例收费。如特诊门诊某些检查项目、手术项目按特殊比例加收费用。

(7)公费医疗记账单管理。

支持各公医办记账单单号管理,关联纸质记账单和电子记账记录,以便月底时记账单审核员进行记账单汇总装订工作。公医收费成功时能显示公费记账金额分类报表,便于收费员手工填写纸质记账单。

4.退费业务管理及其功能

根据门诊药品管理规定,通常药品一旦发出就不能退药。特殊情况下,需经药剂师审核同意,给患者开出同意退药单,此单送达医生工作站,由医生参照此单作退药申请,并打印退药申请单。退药申请单送达药房,再由药剂师审核并确认退药数量。最后收费员根据申请单作退费处理。

(1)退费、退药。

支持全退费或部分退费。必须按现行会计制度和有关规定严格管理退款过程,必须使用冲账方式退款,保留操作全过程的记录,应使用执行科室确认监督机制强化管理。已确认检验、检查时,必须到对应的执行科室取消执行,才能退诊疗费。

(2)退费重收。

当医保中心不能提供在线服务(如系统升级等原因)时,或者由于公医项目审批周期较长,医院可以先给予患者按自费方式结算,并当外部业务恢复或审批通过时,再重新给予患者按相应待遇统筹记账。退费重收前后,药品的发药状态和诊治疗项目的执行状态不受影响。要注意"全退费"和"全部项目重新收费"这两个步骤应在同一个事务内完成,任何一个步骤没有完成,都要进行事务回滚。

（3）退费策略。

根据财务退费管理制度的需要，系统可以设计如下的退费规则：①收费员日结账后退现金的，患者要到退费专窗退费。②按银行卡 POS 机收费的，POS 机已日结账的，若退费金额超过 1000 元，只允许由医院将退款额转账到银行卡。退费金额小于 1000 元的，可以按现金退费。POS 机未日结账的，要到原收费窗口退费。③按医保卡收费的，退费只能退到医保卡，不能退现金。

（4）收费日结功能设计。

收费日结的内容应包括发票使用清单、退费发票清单、收款方式汇总单、账单分类汇总表、公费医疗记账单清单、本院职工收费汇总表等。此外，要能查询打印历史的结账单，这样当系统结账结果与手工对账有出入时，可通过查询收费台账查出问题所在。

5.门(急)诊药房配发药管理及其功能

患者缴费时，系统就已经为患者分配了取药窗口号，打印在指引单或收费发票上。药房按窗口号自动接收已收费的电子处方，自动打印配药单（或药袋）。急诊患者的配药单优先打印。配药师根据配药单上打印的药品药柜位置取药，并在配药程序中刷工卡确认配药，把已配好药的患者的信息（姓名）立即发送到大屏幕的对应取药队列，患者看到有自己的名字显示就可以到对应的窗口取药。药剂师核对发药，刷工卡确认发药后系统做药品出库，同时患者信息从大屏幕队列中删除。门(急)诊药房配发药管理的主要功能如下。

（1）配药发药优先级控制。

配药发药队列先按照急诊、速诊、普通的优先级排序，再按照患者缴费时间的先后顺序排序。

（2）分配取药窗口的策略。

药房配药窗口设置开启和关闭两个状态。开启状态窗口的队列人数可以增减。按照窗口队列人数的多少，优先找人数最少的窗口进行分配，若队列人数相同，则随机选取窗口分配。

（3）配药单打印模式。

配药单可以采取打印纸质药袋和药单两种方式。推荐采用药袋方式，因为它便于保存，既是配药单，又可以装药品（特别是散装药品），同时带有药品服用说明功能。药单方式仅具有配药功能，通常要在发药窗口配置打印机，打印用法说明并将其用不粘胶贴在药品包装盒上。如果患者退药，就不好回收贴了不粘胶说明的药品。

6.其他业务服务及其功能

（1）功能科划价与执行管理。

患者收费后到功能科室做检查、检验或输液等治疗,功能科室系统与 HIS 系统有接口的,系统自动改变项目的状态为执行。功能科室系统与 HIS 系统无接口的,医技人员需要手工确认状态为执行。处于执行状态的项目不能退费,如果特殊情况下必须退费,则需要应用"撤销执行"功能先撤销为未执行,再由医生发起退费申请。功能科室医护人员给患者诊治疗过程中发生的收费项目需要补录,可以通过功能科划价实现。

（2）综合预约服务系统。

综合预约服务系统实现全院和集团医院间检验检查设备资源使用的调配管理,可为患者统一预约安排检验检查日期,使得患者尽量在短时间内完成所有安排的检查,在方便患者的同时也提高了医院医疗设备的利用率。综合预约服务系统的功能:①能对设备资源进行定义;②能查询设备可用资源数;③能在统一的资源预约界面协同安排多项检查预约;④能对资源的利用率进行统计分析。

（3）急诊绿色通道收费管理。

急诊绿色通道收费管理是在患者暂时不能付费的情况下实施的"先诊疗后付费"的模式。其流程是急诊医护人员先担保收费金额,由收费员按担保额度先虚拟收费,不打印发票,系统视为已结算,患者可取药和做检查、检验等诊治疗项目。待患者款项备齐时可以补收费。补收费时,系统调出以前的虚拟收费记录,收费、打印发票。急诊绿色通道收费管理包括虚拟收费、欠费查询、补收费、统计报表等业务。急诊绿色通道收费管理的功能有以下几项。

①绿色通道担保。绿色通道担保功能用于采集记录患者的被担保额度、被担保时间、担保人的信息。

②虚拟收费。急诊收费员在有医护人员担保的情况下对欠费患者的担保项目进行虚拟收资。收费的支付方式是"绿色通道"。收费员的结账单中应体现此支付方式的收费次数和金额汇总。

③欠费查询。急诊医护人员应能对患者的欠费情况进行查询。

④补收费。欠费患者具备缴费条件时,可以将曾经的虚拟收费做补收费,打印出收费票据。

⑤统计报表。急诊管理人员应能对指定日期范围内的绿色通道的使用情况进行统计,包括使用的人次、总金额、欠费人次、欠费金额等。能打印或输出患者

欠费明细。

(三)院前急救系统的功能与配置

院前急救作为医疗和社会保障体系的重要组成部分,在急救医疗体系中占据重要地位。现代急救医学认为医疗急救运送过程中使用急救系统是院前急救的重要组成部分,要把患者急救车改造成为抢救危重患者的流动医院。院前急救系统可以将急救病患在救护车上急救过程中的生命体征、急救视频等传输到急救中心和接诊医院,让急诊医生提前了解病患状况,并为远程指导救护提供技术保障。这实现了从院前到院内的监护信息的无缝连接,并使接诊医院提前做好接诊准备,夺取抢救时间。

1.院前急救系统的主要功能

(1)通过移动监护系统采集数据。使用救护车内的车载监护仪,通过无线网络实现前端患者生命体征数据(包括血压、血氧、心电、呼吸、体温等参数和波形数据)的采集,传输到120医疗急救指挥中心和接诊医院的急诊科并存储。

(2)传输移动监护信息到医院急诊室。急救中心对救护车上的监护仪数据进行收集,并通过调度系统接口将派单信息、患者信息等与生命体征数据进行关联后,再转发到医院急诊的显示终端。医生可通过医院的显示终端预先知道即将送达的患者的基本信息和生命体征数据,以便事先做好急救准备。

(3)院前院内双向信息流沟通。在急救患者运送过程中医生就可以根据院端获取患者的既往病史、体征等信息开展视频会诊,指导急救车的医护人员施救,让每个院前患者的信息第一时间与院内抢救平台共享,抢夺患者的抢救时间。

2.院前急救系统的主要配置

(1)车载移动无线监护仪。
(2)医疗业务服务器软件。
(3)接诊医院显示终端软件。
(4)院内急诊数据终端服务器。
(5)院内急诊医务通。
(6)手持式急救医务通。
(7)车载视频会议系统。
(8)无线网络急救中心医疗业务服务器。

(四)门(急)诊管理系统接口设置

门(急)诊管理系统作为医院信息系统中的子系统,需要与外部系统进行数据共享和交换。

1.门(急)诊管理系统对外接口

一是医保接口。医保接口用于实现医保患者的就医登记、医疗结算业务明细数据上传、审批、预结算、交易对账及统计分析等业务。医院需要将医保的药品目录、诊疗目录、材料目录和诊断目录四大目录与 HIS 目录进行对照维护,才能保证医保业务的正常进行。医保接口方式主要有嵌入式和中间表交换式两种模式。嵌入式与 HIS 在程序中耦合度比较高,速度相对快些,操作也简便,但医保新政策发布时可能暂时不支持嵌入式方式,所以通常与中间表交换式结合使用。中间表交换式是指采用读写数据库中间表的方式实现 HIS 端与医保端的数据交换。优点是医保新政策发布时只要接收医保中心的补丁即可,不影响 HIS 端;缺点是业务速度稍慢些,操作比较烦琐。

二是社区医疗接口。实现系统与社区医疗系统的数据接口,实现系统数据交换。例如,接收社区中患者的基本情况、健康档案、病案、疾病情况、家庭遗传病史、过敏药物等信息;接收社区中患者就诊时的门诊登记、门诊病历和治疗记录等信息;提供患者在医院中完成诊疗后回到社区继续就诊、康复、用药等基本信息。

三是省、市、区公医接口。实现系统与上级省、市、区公医系统的数据接口,实现系统数据交换。例如,与省直公医门诊费用报表结算系统的接口(电子数据TXT);与市公医门诊费用报表结算系统的接口(电子数据 Excel);与区级公费医疗费用报盘系统的接口(电子数据 DBF)。

四是院际医疗信息共享平台接口。

五是其他与国家卫生和计划生育委员会、银行、兄弟医院的数据接口。

2.门(急)诊管理系统对内接口

一是向 HIS 的其他系统提供接口。把门(急)诊患者信息、就诊信息、历史处方、病历等信息向 HIS 的其他系统共享。

二是与其他检验、检查等系统接口。通过集成平台采用 Web Service、HL7(Health Level 7 的简称)、中间表等方式与 PACS、LIS、心电、超声、输液等系统共享数据和交换。

三是与财务绩效系统的接口。

(五)门(急)诊收费应急系统

门(急)诊收费应急系统是单机版的门诊划价收费系统,一般在门(急)诊系统出现重大故障时应急使用,可以实现电子处方、诊疗项目划价和收费的功能。运行收费应急系统的电脑平时处于待命状态,每天从 HIS 数据库更新收费字典库,保证应急系统数据库的数据字典是最新的。在应急系统中录入的划价收费数据在 HIS 系统恢复成功后,可导入 HIS 系统中,满足工作使用的各项需求。

(1)门(急)收费应急系统的适用情况。

门(急)诊收费应急系统适用于服务器死机、网络瘫痪、数据丢失或损坏等灾难性问题,并且不能在短时间内恢复正常时。

(2)门(急)诊收费应急系统运行方式和环境。

门(急)诊收费应急系统是单机版本,运行于 Windows 系统。程序目录中包含两个数据库文件(代码库和业务库)和两个可执行文件(数据导出程序和应急收费程序)。

(3)门(急)诊收费应急系统准备工作。

①把程序拷贝到门(急)诊收费的电脑上。

②在一台或者几台电脑上设定自动执行的任务计划,定时执行数据导出程序,导出正式数据库中的用户、科室、发票类别、医嘱项、收费项目、价格等数据,更新到代码库中。

③需要使用的时候把最新的代码库文件拷贝到各个门(急)诊收费电脑上的应急程序目录下即可。

(4)门(急)诊收费应急系统的基本功能。

①录入患者就诊和收费信息(姓名、科室、发票号、收费项目名称和明细等)。

②保存患者就诊和收费明细数据,打印门诊收费发票。

③统计收费员交账报表。

④恢复数据到主库。

二、排队叫号系统

(一)排队叫号系统的发展与构成

排队叫号系统对创造良好就医环境、提高患者满意度有重要意义。患者在挂号、候诊、交费、取药、抽血、检查和治疗等各个环节的排队等候时间和感受,是患者评价医院满意度的主要指标之一,对总体满意度影响很大。

1.排队叫号系统的发展历程

(1)第一代,即人工叫号。没有软件系统,完全依靠人工呼唤患者名字的方法叫号。

(2)第二代,即采用语音录音技术的叫号系统。事先录好固定的语句语音,通过播放患者的数字编号进行叫号。

(3)第三代,即采用语音自动合成技术的语音叫号系统。语音合成技术在排队叫号系统中得到广泛应用。

(4)第四代,即融合了健康视频宣教、专家介绍等多媒体内容的排队叫号系统。

2.排队叫号系统的主要构成

(1)叫号服务器。提供叫号请求服务,监听客户端的叫号请求,存储排队叫号信息。

(2)叫号客户端。又称叫号控制器,用于向叫号服务器发送叫号请求。

(3)叫号屏幕。叫号屏幕显示叫号信息、当前呼叫患者,以及正在准备的患者。

(4)语音广播系统。音箱与叫号屏幕同步语音提示患者信息。

(5)数据库。排队叫号数据库存放排队叫号信息和系统配置。

(6)语音库。需要安装并与语音库做接口,进而实现语音叫号。

(二)排队叫号系统业务流程与功能

1.排队叫号系统业务的主要流程

排队叫号系统都有如下4个重要环节:排队、叫号、上屏、下屏。

(1)排队。

系统可以采用患者到达现场排队取号或直接读取其他系统中队列信息形成排队队列。例如,患者通过挂号系统挂号形成了挂号队列;通过超声检查系统预约形成了预约队列。排队规则一般为:①先到先服务,如来做普通放射检查的患者,往往是谁先到就先给谁做检查;②后到先服务,如急诊患者需要优先处理;

③优先权服务,如医院对于病情严重的患者及年老患者等给予优先安排。

(2)叫号。

医护人员在叫号客户端按照排队叫号规则呼叫患者。被呼叫的患者信息上屏。患者到达接受医疗服务,同时队列中下一名患者进行准备。

(3)上屏。

被呼叫的患者信息上屏,通常采用全屏显示患者姓名或就诊序号的方式呼叫。

(4)下屏。

医护人员判断前来的患者是否和呼叫的信息一致,若一致,点击"到达"操作,开始诊疗活动。如果还有患者排队,就继续叫号。

2. 排队叫号系统的主要功能

(1)能根据患者的类型和优先级决定患者在队列中的位置,可根据实际情况调整队列。如急诊优先。

(2)能管理患者在队列的状态。如未到、等候、到达等状态。

(3)能维护队列的长度、队列与服务资源的对应关系等信息。

(4)能与 HIS 等系统集成,同步获取患者的信息和排队信息。

(5)在等候区安装大屏幕显示屏,显示当前正在排队的、接受服务的及正在准备的患者信息,让患者了解当前排队的进度。

(6)大屏幕公告显示。如医疗机器故障信息等。

(7)系统具有语音广播功能,在屏幕叫号的同时进行语音呼叫,这样患者就不用一直盯着叫号屏幕。

(8)叫号策略支持顺序呼叫、选择呼叫、重复呼叫、过号呼叫。

(9)医护人员可以通过叫号客户端获知当前排队的人数,从而控制整体进度。

(10)系统具有统计查询医护人员排队叫号工作量的功能,并能统计输出报表,为优化服务资源提供决策支持。

(三)功能科室排队叫号系统的分类

医院的排队叫号系统按照应用科室的不同分为:①挂号分诊叫号系统;②药房取药排队叫号系统;③检查排队叫号系统;④检验抽血取报告排队叫号系统;⑤治疗室排队叫号系统;⑥体检排队叫号系统。

功能科室的排队叫号系统虽然与应用科室不同,但软硬件构成是非常类似的,整个过程都具有排队叫号系统典型的 4 大环节,即排队、叫号、上屏、下屏,只是排队建立的数据来源和规则不尽相同。例如,挂号分诊叫号系统的排队来源于挂号系统,排序规则基于就诊序号顺序;药房取药排队叫号系统来源于门(急)诊收费系统,基本排序规则基于收费时间顺序;检查排队叫号系统通常建立在患者检查预约序号的队列上;检验抽血取报告排队叫号系统通常是按照现场取号、先到先服务的原则建立队列。

(四)分诊叫号系统

护士分诊是患者门(急)诊就诊流程的第二个重要环节。患者通过挂号单打印的楼层和门诊大厅科室分布提示指引,到达相应楼层的就诊科室所属诊区分诊台。护士通过分诊叫号系统进行分诊处理后,患者在候诊区域等待叫号,得到叫号通知后到达诊室就诊。

1.分诊叫号系统的构成

分诊叫号系统的基本构成包括硬件和软件,具体有以下方面。

(1)叫号服务器。配置上要求显卡支持多头输出,支持 800×600 以上像素的分辨率。

(2)护士分诊电脑。通常可以将叫号服务器的功能部署在分诊电脑上,省去单独的叫号服务器。护士叫号客户端的功能通常也部署在此分诊电脑上。

(3)分诊大屏幕。采用大尺寸(42 寸以上)的液晶显示器或等离子显示器,支持 800×600 以上像素的分辨率,采用壁挂式安装。

(4)宣教大屏幕。配置要求同上。

(5)语音广播系统。在显示器自带音箱声音太小或没有音箱时,应额外购置音箱和功率放大器。

(6)网络、音频、视频布线。

(7)语音合成库。

(8)护士分诊软件。

(9)叫号服务端软件。

(10)护士叫号客户端软件。

(11)医生叫号客户端软件。

2.分诊叫号系统主要业务流程

分诊区的患者在叫号前后存在未到、候诊、到达、过号状态,形成了待分诊队列、候诊队列、到达队列、过号队列和复诊队列。

(1)待分诊队列。

待分诊队列是指按照挂号单指引刚刚到达分诊台的患者。按照基础字典中号名设定规则,不需要报到的患者可直接进入等待队列候诊;需要报到的,由护士进行报到操作,号名已指定医生的,患者直接进入候诊队列候诊;号名未指定医生的,分配医生后患者进入候诊队列候诊。

(2)候诊队列。

进入候诊队列的患者等候医生叫号或护士辅助叫号,患者可通过候诊区域的大屏幕观察就诊进度,判断还需候诊的时间。按照叫号策略,叫号时大屏幕全屏显示文字提示,同时广播系统发出叫号语音。患者被叫号后进入诊室就诊。

(3)到达队列。

医生叫号或护士辅助叫号后,患者到达诊室的,医生点击“到达”,之后患者进入到达队列。

(4)过号队列。

医生叫号或护士辅助叫号后,患者未到达诊室的,医生点击“过号”,之后患者进入过号队列。医生可以重复呼叫过号队列的患者。过号队列的患者也可到护士台由护士进行“报到”操作,重新进入候诊队列,等候医生再次叫号。

(5)复诊队列。

到达队列的患者在做完检查检验后返回候诊区等候检查检验发放通知,得到通知后,到护士台进行“复诊”操作,护士将患者安排给首诊医生,进入复诊队列。患者按照复诊叫号规则等候医生再次叫号。

3.分诊叫号系统的主要功能模块

(1)基础规则字典库。

基础规则数据字典包括:定义诊区的名称、位置和管辖的分诊科室;定义分诊科室的所有出诊号名;定义号名与医生对照字典。

(2)挂号接口服务分诊系统。

通过挂号接口服务系统,读取当日的挂号患者数据,形成诊区的待分诊队列。

（3）分诊功能。

①报到：患者挂号的号名需要报到的，通过报到操作使患者进入候诊队列候诊。采用报到方式，可以提高叫号患者到达的概率，减少医生等待时间。

②分配医生：当同时有两个或两个以上医生出诊同一个号名时，允许按患者要求分诊到指定医生。

③手动分诊调整：可以根据医生候诊队列人数多少将患者在队列间手工调整，达到资源优化配置。除此之外，在患者挂号专业不对时，在分诊规则允许的范围内，可以将其调整到其他专业，不需要重新挂号。

④复诊：患者在做完检查检验后再次就诊时，由护士对该患者作复诊处理，自动将患者优先安排给首诊医生。

⑤过号：对患者呼叫后未到的，可以进行过号处理，使患者进入过号队列，允许重新呼叫过号队列中的患者。

⑥暂停：医生临时离开诊室，可以设置"离开"状态，护士可以将此医生的患者队列重新调整。

⑦二次分诊：二次分诊功能用于将患者的挂号科室、号名转换为实际的就诊科室和号名。二次分诊通常适用于专业性很强的科室，如骨外科、口腔科等。

（4）分诊规则。

首诊患者按挂号就诊序号从小到大排队；复诊患者按报到序号与首诊患者间隔排序；优先患者排在队列前面。患者挂号专业不对时，可以在挂号费用相同的专业间进行分诊调整，不需要重新挂号。

（5）叫号服务端。

叫号服务端提供候诊队列显示、全屏图像叫号、叫号语音服务。叫号服务端程序通常安装在护士分诊电脑上，开机后服务就自动启动，监听医生站和护士站的叫号请求。

（6）叫号策略。

①定义叫号内容和格式：语音叫号和大屏幕叫号显示内容可根据不同科室需求进行自定义。例如，口腔科叫号语音提示和全屏文字提示为"请××专家号××患者到分诊台拿病历"。

②定义最大呼叫人数：可根据科室需要自定义医生连续叫号的最大人数。这种策略适合门诊量较大的科室，以提高叫号效率。

③定义预诊患者人数：可根据科室需要自定义预诊患者数量，提醒患者提前做好就诊准备。

④优先叫号:持优先证的患者或特殊患者允许医生从队列中优先叫号。

(7)叫号请求。

①医生叫号:医生按系统定义的叫号策略对患者叫号,采用语音呼叫和大屏幕文字呼叫形式。若患者到达诊室则做"到达"操作;未到的,做"过号"操作。

②护士辅助叫号:护士辅助叫号功能用于在特殊情况下辅助医生叫号,特别适合需要二次分诊的科室,如口腔科门诊。

(8)统计分析。

查询统计各诊区患者候诊、接诊情况,进行数据挖掘和工作量报表输出。

(9)多媒体功能。

分诊台候诊区是患者相对比较集中的区域,多媒体导诊对于缓解患者的焦急情绪十分必要。

①视频宣教:有关健康教育、科普知识、专科介绍视频的播放。

②专家简介、导医介绍:一般以水平滚动字幕的形式显示名医、专家简介,以及出诊日期等信息。

③公共信息发布:发布医院文化、特色科室、讲座通知、诊疗注意事项、就医相关指南、医保政策等。

④时钟天气:显示时钟和天气预报信息。

⑤检查检验结果通知:大屏幕显示患者的检查检验结果发布情况,患者可据此提示,通过自助终端或到服务台打印报告,尽快进入复诊流程,缩短就诊时间。

第三节　诊疗一卡通与体检系统

一、诊疗一卡通系统

诊疗一卡通是根据国家加强医院信息化建设、不断优化服务流程的要求,利用目前成熟技术和各种电子渠道,为解决患者在就诊中面临"三长一短"(挂号、付费、取药时间长,就诊时间短)的困扰而提供的医疗服务解决方案。一卡通系统通过共享患者的基本资料、处方费用、号源等信息,使患者在自助服务设备上进行办卡、挂号、处方缴费、预约挂号、打印检验单等操作,实现门诊诊疗的自助化。这能优化门诊就诊流程,提高患者支付效率,减少患者在医疗服务中排队等候的时间,缓解目前患者就诊所面临的"三长一短"的问题。医院的一卡通系统与银行系统通过专线互连,可实现银行卡自助缴费服务,为患者提供更多便利。

(一)诊疗一卡通的就医流程与系统架构

1.诊疗一卡通的就医流程

采用诊疗一卡通的门诊就医流程是:患者初次就诊,通过可计算机读取的证件在自助终端上办理就诊卡,办卡后可以直接挂号、预约挂号,减少高峰期人工办卡、挂号窗口的压力;患者在医生开具处方、诊疗单后也可以通过各楼层摆放的自助终端设备缴费,避免患者在各个楼层间来回奔波。整个就诊过程减少了挂号、收费排队两大环节,简化了就医流程,免去患者挂号、收费排队的等候时间,提高了医院就诊效率。

2.诊疗一卡通系统的网络架构

医院和银行采用专线互联,实时业务交互处理。为了保障医院与银行网络的安全,在专线两端各添加网络安全设备 UTM。其中医院端口 TM 将银行端访问的 IP 虚拟为医院内部网络 IP,银行端通过该 IP 与诊疗一卡通前置机进行业务交互。医院端需处理银行卡业务时,前置机访问 IP,通过 UTM 将 IP 转化为专线点对点 IP,然后再访问银行端网络。该方式不仅使得医院端与银行端的网络相互独立,保证了双方网络的安全,同时也确保了交易业务的实时交互处理。这种方式还能减少网络管理的工作量,发挥出 WLAN 的优势,合理分配网络资源,有效减少网上广播信息,方便对用户的分组管理。

3.诊疗一卡通系统的功能结构

诊疗一卡通系统的功能结构分为表现层、应用层和数据层 3 个层次。

表现层主要展示用户使用界面,负责与用户交互、展现数据层的内容。它要求用户界面尽可能简洁,使用户不需要进行任何培训就能方便、快捷地使用自助终端设备。

应用层主要是对于业务及数据的处理。将业务数据的逻辑处理移到这一层,使得表现层没有具体的业务应用,减少表现层的复杂性。当整个系统的业务逻辑发生改变时,开发人员只需修改应用层的业务逻辑模块,使得系统维护更加方便,维护代价相对低得多。

数据层主要是实现与数据库的交互,HIS与银行的数据存储、并发操作、数据安全性与完整性的控制都在这一层完成。其中银行数据库与HIS数据库并不直接互连。银行通过文件传输协议(FTP)按照约定格式将交易流水上传到诊疗一卡通前置机中。HIS再定时读取该记录,并保存到HIS数据库中进行自动对账,并生成财务对账报表。

(二)诊疗一卡通系统的主要功能

1.自助办卡

初次就诊的患者可通过身份证、市民卡、医保卡、银行卡等可供计算机获取患者基本信息的证件在自助服务终端办理就诊卡。

通过自助服务终端办卡,可以减少办卡过程中患者与门诊服务人员的口头交流过程。患者直接面对自助服务终端,所有过程一目了然。自助服务终端在读取患者信息后,患者只需补充输入其他简单信息,如联系方式、账户密码等即可办理诊疗卡。也可以联名卡方式发行就诊卡,通过自助服务终端设备将市民卡、医保卡、银行卡与HIS系统相关联,直接将这些卡当作就诊卡使用。

与传统模式相比,自助服务办卡更加快速、准确,能减少因口头交流导致信息输入错误的情况。同时在自助办卡中系统可以通过患者的身份证号判断患者是否已经办理过就诊卡。若发现系统中已经存在该患者,则引导患者使用自助服务中的就诊卡号查询功能,减少患者重复办卡,即使患者遗失就诊卡也可以通过身份证使用自助服务终端补办。

2.就诊卡充值

患者可通过现金或银行卡转账等形式在预存账户中充值。

依托银行丰富的金融交易经验、成熟的应用模式和风险监控,医院与银行合作设立预交金专项账户。患者根据诊疗需要,可通过现金或银行卡转账等形式在HIS个人预存账户中充值,在之后的挂号或缴费中直接通过扣除预交的金额进行缴费。其中患者转账存入个人预交金账户中的金额直接存入专项预交金账户中。现金充值的金额通过医院财务部门每天清机(收取自助服务终端充值的现金),再存入预交金专项账户中。预交金专项账户在多部门的共同监管下保证了患者的资金安全,同时提高了患者支付的效率。

在HIS系统中为保证患者个人资金安全,可以在患者预交金账户中设置密码,在退预交金账户上的金额时需凭本人身份证与密码提取。限制预交金账户只限本人使用,即不能使用患者本人的预交金额代替他人进行缴费支付。

3.预交金退还

在进行人工退还预交金时,可将 HIS 账户的预交金退回到合作银行的银行卡中。

系统通过 HIS 系统中患者的基本信息与合作银行患者的基本信息进行匹配。如果患者持有该合作银行的银行卡,并且持有就诊卡上的身份证、姓名与银行卡上的信息一致,患者就可以通过自助服务终端将 HIS 中的预交金退回到该患者的银行卡中。这样增加了退还预交金的途径,减少了人工窗口退还预交金的压力。

4.自助预约挂号

自助服务终端挂号分为当日挂号与预约挂号。

当日挂号患者只能选择当日的就诊科室与就诊医生,确认挂号信息后缴费,自助终端打印出挂号凭条,当日即可就诊。

预约挂号患者通过日期选择查询最近一段时间医生的出诊时间,确认预约日期、预约医生、预约科室后确认预约。将预约信息加入 HIS 预约列表。患者在预约日期当日限定时间内(如果取号时间超时,预约号将重新进入 HIS 号池),通过预约取号功能缴费并打印出挂号凭条,在预约日期就诊。

通过自助服务终端当日挂号与预约挂号可以清晰地了解医生最近的出诊信息、号源信息。减少传统窗口挂号中的挂号途径少、预约渠道少、号源信息不对称等问题。同时为避免患者恶意预约挂号,对患者的预约挂号进行信用管理。如患者在一定时间内多次违约未取号,将取消患者的预约权限。

5.预约取号

患者通过网上预约、电话预约、窗口预约等预约方式预约挂号,在自助服务终端中直接取号。

通过自助服务终端上的预约取号功能,患者可以通过预交金或银行卡支付缴费金额,极大地减少了患者取号的时间,避免取号与挂号患者同时在人工窗口排队。同时患者可以在自助服务终端上取消预约,减少患者的违约次数。

6.自助缴费

自助缴费中常见的缴费方式有预交金缴费、银行卡或其他储值卡缴费、现金缴费。

(1)预交金缴费。

患者通过现金或者银行卡转账方式,在院内账户中存入预交金。患者在自助挂号、支付诊疗费用时使用该预交金进行缴费。

(2)银行卡缴费或其他储值卡缴费。

患者可以通过合作银行或其他金融机构联网缴费,也可以通过其他储值卡缴费,如医保卡等。

(3)现金缴费。

需要缴纳挂号费等一些面额较小的费用时,可以通过现金方式缴费,但是因涉及找零与后期财务对账方面的问题,该方式较少使用。

医生开具处方,患者需缴费后才能取药、治疗、检查,因不同患者的身份类别不同(如公医、医保、自费等身份),人工窗口缴费所花费的时间也不相同。因此在传统窗口缴费中绝大部分的时间被排队所占据。这时通过自助服务终端的缴费功能可以很好地分流部分患者。患者在自助服务终端可以通过预交金缴费或用银联卡直接转账支付,使缴费变得便捷。自助服务终端的缴费功能节约了患者的时间,同时也减少了其他身份患者在窗口排队等候的时间,缓解了窗口缴费的空间压力。

7.其他功能

(1)就诊卡号查询。

当患者遗失或忘记携带就诊卡时,就无法通过读取就诊卡进行自助服务,在通过就诊卡号查询功能后可进行自助服务。通过读取患者的身份证查询系统中患者的卡号和查询卡号后,患者可以继续进行自助服务。

(2)诊间缴费。

通过在就诊卡中设立预交金账户,医生在开具处方、检查、治疗后,患者可以直接扣除预交金账户上的余额进行缴费。在该缴费模式下,患者在医生诊疗室就诊后不用再到缴费窗口排队缴费,而是可以在医生诊室立即完成治疗、检查等相关缴费环节,极大地方便了某些只在诊室中做治疗而不需取药、检查的患者,大大缩短了患者的就诊时间。

（3）自助服务终端。

自助服务终端还可以提供账户密码修改、账户余额查询、门诊清单打印、自助检验单查询打印、医院项目价格查询等功能。

（三）诊疗一卡通系统的主要特性

诊疗一卡通遵循以患者为中心、以医务人员为主体的原则，优化门诊就医流程，改善就医环境，提高医疗质量与效率。

1.便捷性

自助服务终端应具有人性化页面、良好的可操作性、智能的语音提示。使患者在不需要任何人指导的情况下，方便地进行任何自助操作，同时自助服务终端具有快速挂号、快速缴费、快速打印清单、快速打印检验报告等特点。

2.兼容性

在支持诊疗卡、身份证挂号缴费的基础上，应兼顾将来的医保卡、市民卡、健康卡并存的模式。

3.高安全性

从自助平台应用层次上来说，平台从多个层次来保障用户账户安全，分别是自助终端接入认证、客户的关键数据加密、终端与平台服务器端通信链路加密、终端与平台服务器端开放端口的合法检测。这有助于保障用户账户的安全，推动医院电子支付体系的完善。

4.可扩展性

系统采用增量式模块化设计，在考虑满足当前业务需要的同时，也要考虑系统今后业务扩展的需要。

5.高可用性

系统应用与服务的可用性达到99.9%以上，减少了患者的不良体验。系统有完善的错误处理机制，还能为核心业务提供高可靠性电容灾机制，确保在灾难发生后也能快速恢复正常业务。

(四)诊疗一卡通的作用

(1)优化医院门诊就诊流程,通过诊疗一卡通自助服务终端,减少了患者就诊环节、排队等候时间,缓解医院的空间压力,降低医院运营成本,提高医疗服务水平。

(2)减少轻医院就诊各环节工作量,提高医院就诊效率。免去了患者来回奔波及等候的时间。诊疗一卡通自助就医模式与传统就医模式相比,患者挂号、付费、取结果、取药的平均等候时间从过去的大于 1 小时缩短为小于 10 分钟。

(3)提高医院的管理水平,推动医院信息化建设的发展。通过自助设备患者可以清晰地了解医生最近的出诊信息、医疗服务价格、患者就诊费用信息等,提高医院管理服务水平。

二、体检系统

(一)体检系统及其分类

体检系统是一个用于管理体检者各种体检信息,包括物理检查、超声检查、放射检查、心电检查、临床检验等体检项目的申请、记录和结果,通过软件系统进行数据分析与评价,生成反映体检者当前健康状况报告的软件系统。体检系统一般采用模板导入患者信息,再根据体检者或者体检单位的要求快速开出体检项目;在所有的体检项目结果(包括 HIS、LIS、PACS 等系统信息)回传到体检系统之后,系统根据医生预先维护好的各种诊断公式和知识库生成建议和综述,总检医生根据体检者的具体情况在系统已经生成报告的基础上,加上诊断意见,生成最终体检报告。体检系统根据目的可分为健康体检系统、从业人员体检系统、职业病体检系统。

健康体检系统以体检信息为主线,健康指导为纽带,通过规范体检流程管理,合理安排体检项目,科学生成体检报告。系统建立体检人员个人档案,保证健康状况资料的连续性,能逐年追踪体检情况,进行体检信息综合分析,为体检单位提供人员整体健康状况分析。

从业人员体检系统是为满足疾病预防控制中心、有从业人员体检资质的体检中心的日常健康体检、办理证件要求而设计的一套全过程数据管理系统。

职业病体检系统依据职业体检的工作流程和相关标准要求,实现了职业体检全过程信息化管理。

总而言之,体检信息系统的最终目标就是对体检信息进行综合分析和统计,实现医院健康体检的智能诊断和分析。

(二)体检系统的主要功能模块

体检系统须全面满足体检业务流程的各个环节的要求,基本功能模块由基础数据维护、体检前台、缴费模块、体检医生工作站、体检报告管理、体检统计和报表6部分组成。

1.基础数据维护

基础数据维护是对体检业务开展要求使用的诊断、体检结果、体检折扣设置、体检建议、体检套餐组合、站点和项目关系、医生的诊断结论及建议等的基本信息进行处理。全面、详尽、正确的基础数据建立后,可以在整个系统的各管理模块中充分复用,减少数据冗余,优化结构,提高系统性能。

2.体检前台

(1)人员基本信息维护。

人员基本信息维护即新建和修改体检人员的基本信息,体检系统与HIS应共享人员基本信息,可通过登记号、姓名等多个查询条件模糊搜索人员信息等。

(2)预约登记。

预约登记主要提供给单位团检用。体检项目预约可采用模板导入方式,快速完成项目预约,缩短排队时间,完成登记后系统自动打印体检指引单;系统应支持从Excel、DBF等格式文件中按照固定格式批量导入体检预约信息,为选定的人员批量增加体检项目或套餐,同时批量打印指引单。

(3)预约查询。

预约查询包括对查询出的体检者进行修改体检预约时间、增减体检项目、重新打印指引单等操作。

3.缴费模块

缴费功能是实现对个人、团体的体检费用的结算功能,支持中间结算,收费员日结算、退费,退费审核权限控制等操作;应与HIS共享收费项目表,保证医院统一收费标准。

4.体检医生工作站

体检医生站是体检系统的核心部分,通常采用的是体检结果自动回传技术,系统根据各系统的检查检验等结果让体检者的体检特征自动生成,系统再根据疾病诊断公式系统初步给出诊断建议,大大减少了医生的工作量,减少了诊断误差。

5.体检报告管理

系统能够自动生成个人、团体体检报告,报告内容包括报告封面、总检诊断及意见、分科结果、检验报告等,对于异常值报告将用特殊标志提醒。系统还应具有体检报告电子版的导出、页面个性化定义、多次打印等功能。对于团体体检,可进行疾病汇总,按年龄、性别等分类统计,采用图标和文字表现方式直观展示该单位人员的整体健康状况。

6.体检统计和报表

该模块主要实现各种业务工作量统计和疾病的汇总分析:体检科室与医生、总检医生的工作量与收入统计;可按不同年龄段、团体、体检日期进行体检疾病、阳性体征等条件汇总;体检综合查询统计(查询体检人员的基本信息和体检费用信息);对体检者未检、已检、已总检的状态等进行查询;等等。

(三)体检系统的主要特点

1.数据共享

体检系统并不是一个完全独立的系统,它与其他医疗系统共享体检者的信息,包括体检者的基本资料、历次诊断,检验系统、超声、内镜等各检查系统结果等。临床工作站也能同时调阅患者的历次体检信息,做到真正意义上的信息共享。

2.智能化诊断功能

体检系统应具备一定的智能化诊断功能。这种智能化诊断功能突出表现为利用全面的专家知识库,如检验、检查阳性建议库,疾病定义、诊断、治疗知识库,健康评估知识库等,对体检对象的体检数据进行智能化分析,并对潜在的疾病作出相应的信息反馈,提醒体检者对潜在疾病危险的重视,找到潜在疾病的原因,并做到积极改善,防患于未然。智能化诊断能有效帮助医生进行临床疾病诊断,为医生的诊断提供有效的参考数据,提高其疾病诊断的正确率和诊断效率。

3.多样化、灵活程度高

因为体检系统针对的是不同层次人群对体检的不同要求,所以体检系统必须灵活设置体检对象和体检内容,方便调整和添加、删除体检指标、体检项目对应的收费以及添加、修改体检指标与 LIS 等;系统对体检建议库也可进行添加、修改、删除以及查询等操作。

第四节　住院信息系统

一、住院登记管理子系统

住院登记管理子系统是用于医院住院患者登记管理的计算机应用程序,包括入院登记、床位管理、住院病历管理、患者身份审核信息采集等功能。方便患者办理住院手续,支持医保患者就医,促进医院合理使用床位,提高床位周转率是该系统的主要任务。住院登记管理子系统的基本功能有以下几项。

(一)入院登记管理

系统根据入院申请建立患者住院的病案首页信息、采集身份审核信息并进行医保登记。在 HIS 完成入院登记时,系统自动将登记信息同步到 EMR、LIS、PACS 系统,保持各个系统中的登记信息互联共享。入院登记过程中主要完成以下操作:①办理入院登记工作,在 HIS、EMR、LIS、PACS 系统中形成住院记录,后续患者的医疗行为都依据该入院记录进行关联;②按照病案首页要求规范建立病案首页,在入院登记的同时完成病案首页基本信息的录入,支持打印病案首页;③形成病案号,该病案号作为患者在医院住院的唯一标识,与患者一一对应,通过"病案号+入院次数"标示患者每次住院记录,保持患者就诊记录的连续性;④支持医保患者按医保规定程序办理入院登记,通过入院登记时录入的医保类型调取医保接口通信进行医保入院登记,从医保中心获取住院医保登记流水号,作为后续医保核算的唯一标识。

(二)住院病历管理功能

(1)在入院登记时为首次住院患者建立住院病历。

(2)病案号维护功能:可以进行合并病案号管理;可以制定病案号生成规则;支持清理空余的病案号。

(3)检索病案号。

(三)出院管理

(1)出院登记。

(2)出院召回。

(3)出入院统计。

(四)查询统计

(1)统计各个操作员办理入院登记的情况,实时反映操作员的工作量。

(2)统计各个科室入院登记及出院信息,实时统计科室床位周转情况及患者流量情况。

(3)患者查询,查询患者的住院信息、打印清单。

二、住院收费子系统

住院收费子系统是用于住院患者费用管理的计算机应用程序,包括住院患者结算、费用录入、打印收费细目和发票、住院预交金管理、欠款管理等功能。住院收费管理系统的设计应能够及时准确地为患者和临床医护人员提供费用信息,及时准确地为患者办理出院手续,支持医院经济核算、提供信息共享和减轻工作人员的劳动强度。住院收费子系统设计应符合国家、地方有关法律、法规、规章制度的要求。

(一)住院收费子系统设计要求

住院收费子系统的设计要求如下:①收费录入,无论从何处、以何种方式录入患者费用,应保留录入者痕迹。费用修改必须有原始单据为依据,以补充原始单据录入进行更正。②安全管理,处理数据应准确无误、保密性强。③满足医疗保险对收费和打印票据的要求。④打印住院预交金收据、汇总单。⑤严格住院费的日期管理,预交金、结账单、退款单日期不得改动。⑥严格退款管理,必须核对预交金、结账单、退款单,方可办理退款。⑦严格发票管理,建立严格的领取和交还发票管理制度,建立机器核对制度。⑧严格交款管理,财务处需要使用计算机复核交款单。⑨支持财务处定期复核在院患者预交金。

(二)住院收费子系统主要功能

住院收费子系统具有以下主要功能。

1.患者费用管理

(1)读取医嘱并计算费用。

(2)患者费用录入,具有单项费用录入和全项费用录入功能选择,可以从检查、诊察、治疗、药房、病房费用发生处录入或集中费用单据由收费处录入。

(3)患者结账,具备患者住院期间的结算和出院总结算,以及患者出院后再召回患者功能。

(4)住院患者预交金使用最低限额警告功能。

(5)患者费用查询,可供患者/家属查询自己的各种费用使用情况。

(6)患者欠费和退费管理功能。

2.划价收费

包括对药品和诊疗项目自动划价收费。

3.预交金管理

(1)预交金管理,打印预交金收据凭证。

(2)预交金日结并打印清单。

(3)按照不同方式统计预交金并打印清单。

(4)按照不同方式查询预交金并打印清单。

4.住院财务管理

(1)日结账,包括当日患者预交金、入院患者预交金、在院患者各项费用、出院患者结账和退款等统计汇总。

(2)旬、月、季、年结账,包括住院患者预交金、出院患者结账等账务处理。

(3)住院财务分析,应具有住院收费财务管理的月、季、年度和不同年、季、月度的收费经济分析评价功能。

5.住院收费科室工作量统计

(1)月科室工作量统计,完成月科室、病房、药房、检查治疗科室工作量统计和费用汇总工作。

(2)年科室工作量统计,完成年度全院、科室、病房、药房、检查治疗科室工作量统计、费用汇总功能。

6.查询统计

包括药品、诊疗项目(名称、用量、使用者名称、单价等相关信息)查询、科室收入统计、患者住院信息查询、患者查询、结算查询和住院发票查询。

7.打印输出

(1)打印各种统计查询内容。

(2)打印患者报销凭证和住院费用清单,凭证格式必须符合有关部门的统一要求,符合会计制度的规定,住院费用清单需要满足有关部门的要求。

(3)打印日结账汇总表。

(4)打印日结账明细表。

(5)打印月、旬结账报表。

(6)打印科室核算月统计报表。

(7)打印患者预交金清单。

(8)打印患者欠款清单。

(9)打印月、季、年收费统计报表。

(三)护士工作站子系统

护士工作站子系统是协助病房护士对住院患者完成日常护理工作的计算机应用程序。其主要任务是协助护士核对并处理医生下达的长期和临时医嘱,对医嘱执行情况进行管理,同时协助护士完成护理及病区床位管理等。

1.护士工作站子系统设计要求

护士工作站子系统的设计要求如下。

（1）护士工作站的各种信息应来自入院登记、医生工作站和住院收费等多个分系统，同时提供直接录入。护士工作站产生的信息应反馈到医生工作站、药房、住院收费、检验检查等分系统。

（2）医嘱经过护士审核后，方可生效，记入医嘱单，并将有关的医嘱信息传输到相应的执行部门。未经护士审核的医嘱，医生可以直接取消，不记入医嘱单。

（3）系统应提示需要续打医嘱单的患者清单，并提醒续打长期或临时医嘱单的页数。系统应提供指定页码的补印功能，保证患者的长期、临时医嘱单的完整性。打印的长期、临时医嘱单必须由医生签署全名方可生效。

（4）护士站各种单据打印应提供单个患者打印或按病区打印等多种选择。

（5）护士站收费时，应提示目前已收的费用，避免重复收费。

（6）护士站打印患者检查化验申请单时，应提醒目前已打印的申请单，避免重复打印申请单。

（7）护士填写的药品皮试结果必须在长期、临时医嘱单上反映出来。护士的每一项操作一旦确认就不允许修改，系统记录的操作时间以服务器为准。

（8）网络运行，数据和信息准确可靠，速度快。

（二）护士工作站子系主要功能

护士工作站子系的主要功能有以下几项。

1.床位管理功能

（1）病区床位使用情况一览表（显示床号、病历号、姓名、性别、年龄、诊断、病情、护理等级、陪护、饮食情况）。

（2）具有增加、删除、定义床位属性功能。

（3）处理患者选床、转床、转科功能。

（4）打印床位日报表。

2.医嘱处理

（1）医嘱录入。

（2）审核医嘱（新开立、停止、作废），查询、打印病区医嘱审核处理情况。

（3）记录患者生命体征及相关项目。

（4）打印长期及临时医嘱单（具备续打功能），重整长期医嘱。

（5）打印、查询病区对药单（领药单），支持对药单分类维护。

（6）打印、查询病区长期、临时医嘱治疗单（口服、注射、输液、辅助治疗等），支持治疗单分类维护。

（7）打印、查询输液记录卡及瓶签。

（8）长期及临时医嘱执行确认。

（9）填写药品皮试结果。

（10）打印检查化验申请单，打印病案首页。

3.护理管理

（1）护理记录。

（2）护理计划。

（3）护理评价单。

（4）护士排班。

（5）护理质量控制。

4.费用管理

（1）护士站收费（一次性材料、治疗费等），具备模板功能。

（2）停止及作废医嘱退费申请。

（3）病区（患者）退费情况一览表。

（4）住院费用清单（含每日费用清单）查询打印。

（5）查询病区欠费患者清单，打印催缴通知单。

（6）病区一次性卫生材料消耗量查询，卫生材料申请单打印。

5.药品管理

（1）摆药申请。护士选择要申请摆药的医嘱类型，然后选择摆药药房申请摆药，药房收到护士站的摆药申请后根据申请内容进行摆药操作。

（2）摆药情况查询。护士可以查询摆药记录，也可以查看未摆药情况及未摆药原因，便于及时进行后续处理。

（3）晚上临时紧急用药情况处理。晚上病室药房不上班，病房需紧急用药时可以通过生成处方发送到急诊药房领取患者药品。

第四章　电子病历信息化

第一节　电子病历概述

一、病历与电子病历简介

(一)病历的概念

病历是对病人发病情况、病情变化、转归和诊疗情况的系统记录,是医务人员在医疗活动过程中形成的文字、图表、影像等资料的总和。

病历主要是由临床医师以及护理、医技等医务人员实现的。他们根据问诊、体格检查、辅助检查、诊断、治疗、护理等医疗活动所获得的资料,经过归纳、分析、整理而形成病历。病历不仅能记录病情,而且也可记录医师对病情的分析、诊断、治疗、护理的过程,对以后的估计,以及各级医师查房和会诊的意见。因此,病历既是病情的实际记录,也是医疗、护理质量和学术水平的反映。病历为医疗科研提供了极其真实、可靠、详细的基本资料,也是处理医疗纠纷和诉讼的重要依据。

(二)纸质病历存在的问题

纸质病历是指以纸张作为病历的信息载体,用手工书写或录入的病历。纸质病历存在着如下一些问题。

1.信息的独占性

纸质病历通常是以患者的主治医师为主要完成者,一般只能为一所医院、一个专科或一个主管医师所独占。而现代医学的进步促使了专科的增加,医师护士专业化程度的提高,往往会导致一个患者身上存在的多种疾病的医疗信息分散在不同专科的病历中,即使是同一疾病信息也会因就诊医院和医师不同而分散在不同的病历中。当医生希望对这位患者总的患病情况有一个全面了解时,无法将相关信息汇总到一起。这会造成大量的患者和疾病信息无法被利用,甚至同样的信息,又被重复采集、分析,导致医疗资源的大量浪费。

2.信息的易损性

用纸张作为患病信息的载体,容易发生破损、霉变、遗失等问题,例如在病历库的几十万份病历中,可能因为工作人员看错一个病历号,插入错误的行列中而使该病历永久不能再用。

3.信息的不确定性

由于纸质病历是自由文本形式,因此它的内容可变化,顺序可改动,字迹可随意潦草。它所包含的信息常因书写医师的个人主观因素而带有不确定性,给疾病诊断和制订治疗方案带来困难。间隔一段时间重新阅读和摘抄时,可能对这些信息产生误解和遗漏。

4.信息利用的被动性

纸质病历通常是在记录完成并被医师重新阅读后才能起到参考和支持决策的作用,而无法在决策之前发挥警告、提示作用,因而它是被动的、滞后的,直接影响到医护质量乃至病人安全。

5.信息再利用的障碍

纸质病历最大的缺点是其中包含的信息是一次性的,不可再利用。当病人再次住院,或科研统计需要时,必须重新阅读、理解并转抄。

(三)电子病历的概念

电子病历(electronic patient record,EPR)也叫计算机化的病案系统或基于计算机的病人记录(computer-based patient record,CPR),它是用电子设备保存、管理、传输和重现的数字化的病人医疗记录,取代手写纸张病历。

静态的观点认为,病历是病人在医院诊断治疗过程中的原始记录,它包含有首页、病程记录、检查与检验结果、医嘱、手术记录、护理记录等。其中既有结构化信息,也有非结构化的自由文本,还有图形图像信息。电子病历含有纸质病历的所有信息。从存储记录的意义上讲,电子病历是病历信息的又一种记录方式和存储媒介。

动态的观点认为,病历在病人诊断治疗过程中起着信息传输媒介的作用。在医生和医生之间、医生和护士之间,在临床科室和医技科室之间、临床科室和药品器材供应部门之间传递的内容都构成病历内容。从信息传递的意义上讲,电子病历代替纸质病历实现了病历信息的电子交换和电子采集。

未来的电子病历资料至少包括下列 6 种不同形式的信息:文字(如病程记录);图形(如临床医师的手绘图形与注解);影像(如 CT 图像);数字(如检验结果数据);音效(如心音、临床医师口述报告);影片(如手术过程记录)等。

因此,电子病历并不是将现有纸质病历简单地电子计算机化。它包括了患者纸质病历的原有内容,而且反映了患者的整个医疗过程,存储了患者全部的医疗信息,包括病史、各种检验检查和影像资料,是对个人医疗信息及其相关处理过程综合化的体现。电子病历为医务人员提供及时准确的信息,有助于更好地服务于患者,同时也能服务于临床科学研究、医院的现代化管理、远程医疗会诊系统。

(四)电子病历的存储介质

EPR 的存储介质是 IC 卡,IC 卡是一张镶嵌着一块可读写永久性存储器芯片的集成电路,是用 PVC 材料做成的卡片。IC 卡的 EPR 可将患者的医疗数据存储进去,卡上可含有纸质病历的所有信息。患者不仅可以持卡在医院进行挂号、记账、收费,还可以持卡异院、异地就诊,不仅使医疗信息共享,提高会诊的正确率,还可以避免转院带来的巨大资金和资源浪费。

(五)电子病历的存储体系及备份方法

病历信息需要长期保存。由于病历信息数据量大,不可能将所有病人的信息长期联机保存。作为电子病历系统,不仅要实现病人信息的长期保存,而且在发生故障时,病人的信息也不能丢失,在需要时还要能提取出来。以病人为中心的数据归档方法与传统的以各类业务为中心的数据备份方法大不相同。为此,要建立分级存储结构,实现海量存储和实时存取的统一;对过期病人的病历,实现自动归档;对需要提取的病历,提供恢复联机状态工具;在发生故障后,能将数据恢复到断点状态。这些都可以通过计算机技术实现。

(六)电子病历的特点

电子病历由数字化的病人医疗信息及相关子系统组成,能有效地提高整个社会的医疗保障水平。电子病历的主要特点有以下几个。

1. 规范病历书写,提高病历质量,实现病历标准化

电子病历分类提供各科规范化模板,实现可扩充化、结构化、框架化录入。

2. 传输速度快

医务人员通过计算机网络可以远程存取病历,在几分钟甚至几秒钟之内就能把数据传往需要的地方。在急诊时,电子病历中的资料可以及时地被查出并显示在医生面前。

3. 共享性好

常规病历有很大的封闭性。医院诊治病人的记录只保存在本医院,如果病人到其他医院就诊则需要重新进行检查,这不仅浪费了宝贵的医疗资源,也浪费了病人的时间和资金,造成不少麻烦。采用电子病历能够克服这些缺点,病人在各个医院的诊治结果可以通过医院之间的计算机网络或随身携带的健康卡(光盘、IC 卡)来传输。电子病历的共享给医疗带来极大的方便。

4. 存储容量大

由于计算机存储技术的不断发展,存储容量的不断扩大,存储电子病历数据库系统的容量可以说是相当大的,健康卡的容量(IC 卡)也是很可观的。计算机中的电子病历不会出现传统病历的遗失、缺损、发霉、浸水等问题。可靠性强,能够永久保存。

5. 使用方便

使用电子病历系统可以方便地存储、检索和浏览,复制也很方便。可以方便、快捷、准确地开展科研、教学、会诊、统计、分析,省时省力。例如通过模糊查询或利用患者的姓名、性别、年龄、病历号、病历纸编号、时间、病历纸类型等组合来查询病人的病历,便于医生使用。

6. 成本低

电子病历系统可以降低病人的费用和医院的开支。

(七)电子病历的作用与意义

电子病历是医疗信息的核心,病历信息贯穿病人在医院就诊的各个环节。与纸质病历相比,电子病历具有较强的优势。

1.为医疗宏观管理服务

电子病历可以为相关部门提供丰富的原始数据信息资源。管理部门可以从中提取各种分析数据、信息资料,并将其作为辅助管理决策、宏观调控、指导工作和制定政策的依据。

2.为医院管理服务

医院最终的管理为环节管理。依靠电子病历系统,可以及时采集各种原始数据,形成管理指标并及时反馈,达到环节控制的目的。

3.提高了管理的深度

由于电子病历有更为详细、准确的病人信息,因此可以实现更深层次的管理。比如,通过电子病历系统可以随时进行单病种分析,以更加量化的方式考核科室。

4.提高工作效率

电子病历系统为医生护士的日常工作提供了有力支持。可以极大地提高病历书写效率,将医生从繁重的医疗文书工作中解放出来;计算机自动处理医嘱,同样可以减少护士的转抄工作,降低差错概率;检查申请和结果的无纸化传递,可以提高结果的回报速度;医生可以在家里,甚至在医院以外的任何地方通过网络访查病人信息。

5.提高工作质量

计算机不能取代医生做出判断,但却可以发挥计算机和网络的优势,为分析病情和决定过程主动、智能地提供充分有效的信息,辅助医生做出判断。这方面的服务包括:同类疾病的病历查询,帮助医生选择最佳医疗方案;智能知识库,辅助医生确立医疗方案;医疗违规警告(药品配伍禁忌),避免医疗错误;联机专业数据库(如药品数据库),供医生查询。

6.实现病人信息的异地共享

电子病历为远程病人信息共享和传递提供了有力的技术支持,当病人转诊时,电子病历随病人转入医院的电子病历系统中。

7.规范医疗行为

实现电子病历后,提高了发现错误、纠正错误的能力。计算机化管理必然将医务人员引向规范化。规范病历书写,提高病历质量,实现病历标准化。分类提供各科规范化模板,实现可扩充化、结构化、框架化录入。

8.为科研、教学服务

电子病历不仅能使医务人员对医疗信息进行有效管理,同时也为他们处理医疗信息提供了大量的实用工具与技术。

二、电子病历系统及其功能需求

(一)电子病历系统

电子病历系统应具备电子病历的综合浏览、知识库的存取应用、医嘱及临床资料的输入界面、集成的通信支持和临床决策支持等功能。电子病历系统是满足医疗服务与管理需求,并提供与其他相关信息系统间通信连接的系统。该系统的建设可促成电子病历的获得、存储、处理、浏览、通信及安全。

病历在医疗科研、教学和医院管理方面起着提供数据源的重要作用。纸质病历在服务方面是被动的,而电子病历可以说是主动的,包括病历检索、数据交换、各种统计分析等。电子病历以其资料完整、网络传输、快捷方便、信息共享等特点,形成一个支持医院医疗活动所有功能的信息系统。

电子病历不仅指静态的病历信息,还包括提供相应的服务。支持电子病历这些功能的软硬件系统,称为电子病历系统。它能实现病人信息的采集、加工、存储、传输和服务。电子病历是以病人的身份识别号(ID)连接起来的病人信息,是病人的信息链。

电子病历是在计算机中逐渐形成的,病人挂号时即将标识部分的 ID 码输入计算机中,然后在相应部门的诊疗过程中即时输入各种医疗信息,逐渐形成完整的电子病历。电子病历能把一个病人在医院的任何时间、任何科室和各个信息系统中的不同记录组合成一套完整的记录。电子病历系统应包括在医院信息系统和卫生经济信息管理系统、远程医疗会诊系统、知识库系统和社区公共医疗信息系统中。因此,实现电子病历实质上是整个医院以病人为中心的计算机信息化的系统工程。

(二)电子病历系统的功能需求

在功能方面,电子病历系统不仅要有病历资料的获得、存储、处理、浏览、通信、安全等功能,还应提供解决临床问题的指导,以及辅助前述各项基本功能的智能化功能部分等。

在性能方面必须保证:易使用性(易于输入能快速查询);可连接性(各种PACS、LIS等各种设备接入);可靠性(数据加密、信息是真实可信的);弹性(内容可扩展);及时性(随时随地快速获得);安全性(24小时不停机,有备援机制)共6项功能特性。

发展多媒体电子病历系统以取代传统纸张病历,不仅是时代潮流,也符合医疗信息系统全面整合的趋势。只有开发完整的电子病历系统,才能进一步满足临床医师的需求,为病人提供更好的医疗服务。

第二节　电子病历系统结构化与病历信息标准化

一、电子病历中信息的组成、形式与分类

(一)电子病历中信息的组成

1.基础信息

基础信息是来自患者、家属的信息,主要体现在主诉、现病史、既往病史等方面,以及每次病程记录中患者或家属对自己疾病的感觉及体验。

2.诊疗信息

诊疗信息包括来自医务人员的信息,主要体现在体格检查、病情分析和诊断

方面;还包括来自实验室化验、检查的信息,主要体现在各种医疗仪器设备对患者进行检测表达出来的结果。

(二)电子病历中信息的形式

从信息的表现形式上,可以分为文字型、图表型、影像型。

1.文字型

文字型信息是病历的主要组成元素,可以是汉字、英文、数字或各种符号,如主诉、病史、病程、检测报告等。

2.图表型

是病历中以表格和图形出现的信息,常为坐标系的图表,如体温单中的体温、呼吸、心率曲线图,麻醉记录中的血压、心率曲线图,心电图等。

3.影像型

通过放射线、超声波、光学内镜成像技术,形成的黑白灰(灰阶)或彩色图像,例如对心脏病患者,常见的影像有X线胸片、二维超声心电图、心导管及心血管造影录像等。

(三)电子病历中信息的分类

1.患者的一般信息

如姓名、性别、年龄、婚姻、地址等信息,这些信息应出现在病案首页、住院记录及每页病程录楣栏上。

2.症状信息

患者和家属叙述的病痛的信息,包括病痛的自我感觉、变化过程以及治疗后的效果,主要体现在主诉、现病史、既往病史以及病程记录中,是主观类的。这类信息源可因患者的文化知识水平、医学卫生常识水平而相差很大,通常已经过接诊医师的初步筛选与处理。

3. 体征信息

主管或接诊医师、护士等医务人员通过眼、耳、鼻、手等感官,利用望、触、扣、听等物理方法,或借助于听诊器等医疗器械观察得到的信息,是客观类的,这类信息可因医师的医疗水平和经验的差异而有所不同。但病历对此类信息有通用型的格式和内容要求,各专科病历有其特殊的格式和内容要求。因此,这些信息较易格式化和规范化。

4. 实验室检查信息

各种医疗仪器设备对患者全身或身体的一部分组织、细胞进行检测表达出来的信息。例如,通过放射线检查得到的 X 线影像胶片,通过超声波检查得到的声像图,通过多功能生化仪器检测得到的血清酶活性数值。这些实验检查信息虽然种类多、变化大、数量多,但是由于这些仪器、设备的性能都是标准化的,所检测到的结果也是标准化的,因此这些信息也较易格式化和规范化。

5. 诊断信息

这是医师根据患者的症状、体征、实验室检查结果,依据临床医学知识和疾病的演变发展规律,通过分析归纳所给出的结论。

6. 治疗信息

这是医师根据患者诊断和病情所实施的治疗信息,主要包括两大类:医嘱和治疗记录。

(1)医嘱。

医嘱是经主治医师为患者下达的指令,分为长期医嘱和短期医嘱,其内容除了包括患者的一般信息、时间信息、执行人员信息外,还包括具体诊疗内容。它可以是药物,含有名称、剂量、给药方式、给药时间等信息;可以是手术,含有名称、部位、方式等信息;可以是实验室检查,含有名称、方法、检测内容等信息;还可以是护理级别、饮食规定、治疗方法等。医嘱是病历的核心,它所包含的信息与诊断结果、疗效判断、费用生成等各个方面都有密切的内在联系。医嘱虽然千变万化、因人而异,但它所涉及的药品信息、手术信息、实验室检查信息等都可以格式化,所以医嘱信息较易规范化。

（2）治疗记录。

治疗记录是医生、护士为患者治疗前后所做的记录，通常包括治疗时间、地点、方式、过程、效果、病人反应等信息，例如麻醉记录、手术记录。这类记录基本都是叙述性的自然语言，很难规范化。

7.疾病转归信息

患者在手术后和出院时，应说明治疗结果及疾病转归情况。由于对手术愈合类别已有明确规定（Ⅰ、Ⅱ、Ⅲ级/甲、乙、丙类），对出院情况也有明确规定（治愈、好转、未愈、死亡、其他），所以能够规范化。

8.费用信息

费用信息不仅包括单纯的金额，还包括很多其他的信息，例如是否属于社会医疗保险，哪一种保险，当其属于某一种保险类型时，又会涉及在该种保险中每一种药物、检查、手术费用的摊派比例、支付方式、支付对象（保险部门、个人、医院）。这些费用的计算虽然复杂、烦琐、面广量大，但由于具体规定条款明确，所以这类信息处理容易规范化。

9.医护人员信息

病历是由医师、护士及各级医务人员记录的，所以医护人员的信息将在每一页记录、每一项报告中出现，并通过签名等形式确认，这不仅是对患者负责，也是承担法律责任的依据。医护人员信息的规范化很容易实现，但要保证这方面信息的安全性、时限性、可靠性，并非易事。

二、系统模型与数据信息的结构化与标准化

（一）系统模型的结构化及实现方法

1.系统模型结构化

病历是一个人的健康历史。它包含的内容很多：首页、医嘱、病程记录、各种检查检验结果、手术记录、护理信息等。这些信息产生于各个就诊环节或多个不同的系统中。其中既有数据库方式存储，也有一般文本文件方式存储。在计算机

内部,要将这些信息按照类别及发生的时间顺序有机地组织为一个整体,需要建立病历的描述结构,或者说电子病历的数据模型或模板,这些不同类别与不同形式的模板建立得是否合理,是否能有效地应用于医院的各个实际工作环节中是非常重要的,因此构建科学规范的电子病历模型是电子病历系统的基础与关键。

我国对病历的格式有严格的规定,例如"病案首页""住院病历""体温单""麻醉记录"等。对这部分有严格规定的病历,EPR 系统模型的结构化是比较容易实现的;但对于各种专科病历,由于它们之间在内容及形式上都有很大的差别,因而无法制定统一的病历格式。例如,在入院记录的体格检查栏目中,眼科要记录视力、色觉、结膜、巩膜、晶体、玻璃体、眼底的情况,并在眼部示意图上标示;产科则要记录宫高、胎心、宫颈位置、骨盆测量,并在产程进展图上标示。因此,针对不同专科的不同病历,EPR 系统模型的结构化是首先要解决的问题。

2.实现方法

(1)设计结构化的专科或专病病历模型。由于各科的病历都有固定的格式和内容,所以可以制定相应的病历格式模型,使用时调用即可。以急性阑尾炎主述为例,我们习惯的描述是"转移性右下腹痛三个半小时",而计算机结构化语言描述为"腹部,右下部位,疼痛,转移性,3 小时 30 分钟"。很显然,后者适应了病历的查询、统计和筛选处理,尽管两者外在形式不同,但实质内容相同。我们也许不适应结构化的语言表述,但计算机所表达的患者的基本信息是准确无误的,并且可以调用每一种专用的输入模板,进而达到准确、快速录入的目的。

(2)由于一名患者可能同时存在多种疾病,住院期间要解决多个问题,例如一个神经内科患者,可能还伴有高血压、糖尿病,所以病历模型应该是活动装配的,医师可以自由组合、动态产生各种需要的电子病历。通常,医院都有一个总体通用的 EPR 模型,为了适应不同的专科和病种,EPR 可以自由地拼装组合病历信息,生成一个新的 EPR 信息。因此,通用 EPR 总体模型结构化十分重要,它必须能实现对病人数据的结构化表达以及对病人数据的合理解释和分析。

(3)国际权威人士调查了各大洲实现电子病历的情况,总结出电子病历建设的 4 条原则:第一,电子病历不是产品;第二,技术不是驱动力,并不是有了技术就非得这么做,需求才是真正的驱动力;第三,人是决定的因素,技术只是工具;第四,安全第一。有了国际权威专家的经验总结和原则指导,我们可以制作出更标准更可靠的电子病历。

(二)数据的结构化和标准化

真正意义的 EPR 不仅需要将其中的信息转化为结构化的数据,还需要数据的语义有可交换性,即 EPR 不仅为所在医院的系统所拥有,被所在医院的医生阅读和使用,而且可以跨医院、跨地区被其他医生阅读和利用。这就需要使数据代码化,使得结构化的数据对编码系统产生一对一的映射,即对数据进行规范化的分类和编码,这种分类和编码被公认的范围越大,数据的标准化程度越高,适用性就越强。

在制定 EPR 信息标准化,并对其进行分类和编码时应遵循以下原则:科学性、标准化、准确性、唯一性、冗余性、结构化、实用性和易操作性。

1.科学性

要以当代先进的医学科学水平为基准,分类目的有科学依据,分类轴心要体现对象的本质特性,编码有科学意义。

2.标准化

数据标准化和信息分类编码应符合我国法律、法规及有关规定。原则上应直接引用已有的国际标准、国家标准、部颁标准和行业标准,对于省、市地方制定的数据字典,如各城市医保部门出台的药品字典、诊疗科目字典应参考执行。不要盲目制定标准,以保证使用标准的准确性和可靠性,并有利于标准化信息最广泛的交流和共享。若上述标准未包含,而又确实需要制定新标准时,应根据国际及国内有关标准的法规慎重研究制定,一旦新国标颁布,立即执行新标准。

3.准确性

分类的类目应独立明确、相互排斥、互不包括。类目下的亚目,从属关系清楚、次序分明。代码确切有序,不要随意空码、跳码。

4.唯一性

应确定统一的代码元素集,严格做到一码一义,避免一码多义或一义重码,使整个分类编码系统井然有序、精确无误。

5.冗余性

一个分类编码系统除了应包括现有的所有对象及信息外,还应预留一定的空项,以适应随着医学发展不断涌现出来的新信息。这些预留的空项又必须依据分类编码原理和内在属性关系而定,对新的信息将参照其属性及与原有信息的属性关系填充到相应的预留空项中,而不是简单堆放在原系统之后。

6.结构化

代码与对象的特性以及信息的内涵应有结构化的对应关系,代码的不同位置标识了对象的特性以及它与周围的层次关系。

7.实用性

分类和代码都要有实用价值,符合医学及医院实际需要。它不能过于简单而失去准确性,又不能过于烦琐而应用困难。

8.可操作性

分类编码应力求简单明了,易于学习掌握,同时要便于计算机输入。

(三)数据的输入方法

根据计算机信息处理的原理,可以将 EPR 包含的信息分为三大类:第一类是易于形成结构化数据的信息,第二类是难以形成结构化数据的自然语言,第三类是生物信号和医学图像信息。下面分别介绍它们的输入方式。

1.结构化数据的录入

(1)结构化数据录入的基本条件。

病历中大量的信息可由医护人员直接进行结构化数据的录入,而结构化数据录入的基本条件是结构化的系统模型、知识驱动性内容、预定义词汇表、合成表达规则。

①结构化模型:例如,主诉定义是"患者就诊的主要原因,即他最感不适的症状、部位及其持续时间"。那么针对主诉录入,首先应具有一个包括"症状""部位""时间"的结构化模型,然后将此模型在病历的某个固定位置输入,也可以是一个或多个表格内容的输入。

②知识驱动性内容与预定义词汇表:表格中的每一栏内容应是知识驱动性的内容。例如症状,常有疼痛、咳嗽、胸闷等,对于这些多种多样的症状,即按其医学知识内涵进行组织整理,按需做到标准、完整,避免杂乱无章。它可以根据用户的需要、个性特点及使用方便而预定义成词汇表,即所有这些症状都应该是预先定义好的,实行了分类和编码的,可扩充和维护的。

③合成表达规则:即将特定的症状、部位、时间内容根据系统的合成表达规则组成一个标准的主诉语句。为确保这个语句表达含义的正确性,系统常会生成一些提示性的问题,供录入者选择、修改、确认。

例如,一位急性心梗患者主诉是"心前区持续疼痛 3 小时",将在主诉表格的症状栏里选择"疼痛",在部位栏里选择"心前区",在时间栏里选择"3 小时"。而"持续性"可以是症状栏的二级菜单的内容。

(2)结构化数据录入方法。

①固定内容的录入:有些结构化数据可以方便地直接录入到固定的位置中。典型代表是体格检查栏目,对体温、脉搏、呼吸、血压等只要输入数值即可。

②选择内容的录入:只能有一种选择的单选问题,如对于"平素体质",只要在"良好""一般"或"较差"上单选一项即可。对于有多种选择的多选问题,如曾输血型有"A 型、B 型、O 型、AB 型、Rh 阴型、Rh 阳型"等,只要用鼠标分别单击进行选择即可。

③动态内容的录入:病历内容的输入应该是动态的,是可以根据患者不同的病情和医师个人习惯予以调整的。这可以通过预先做好的各种知识库,并利用计算机信息技术方便快捷地完成。例如,在对患者主诉内容的填写中,有时要填写"面容""意识""既往病史"等内容,这时只要输入几个所需的关键字,然后选中并右击,从快捷菜单中选择知识库,就可以打开与输入关键字匹配的知识库,并从中选择所要的内容。如在入院记录的主诉中,输入病人的"意识"一项时,可以提取"意识"知识库,即打开结构化的模板,从中选择一个标准的描述用语。

④对知识库的引用还可以这样操作,随时在病历中任意位置单击右键,从快捷菜单中选择知识库,并打开一个知识库窗口,此窗口有"目录"和"索引"两个选项卡,可以在"目录"选项卡中选择各种知识库,也可以在"索引"选项卡中输入某一病名,查找出与该病有关的各种诊疗信息。

⑤菜单与关键词录入:在菜单中,医师可以在菜单列表中选择项目,并产生下一级新的列表提供选择项目,一直重复到达到医师的要求。当然,如果我们逐一阅览多级、多个菜单则会既耗时又麻烦,这时可采用关键词、快捷键方法来解决,

也可以用一次显示多级菜单的方法来解决。例如,当要输入患者曾经患有某种常见地方病与传染病史时,只要鼠标指到病历中"常见地方病与传染病"文字提示上,就会弹出"关键词"的提示,这时单击后会打开新的窗口,选择所需内容。

⑥图标录入:例如骨外科病历中常有前后骨骼的图标,医师可以在 X 线图形上标记病变情况,如在前侧图上标记病变部位,后侧图上标记受累部位,然后用一个带箭头的线段将二者连上等操作。

2.自然语言数据的录入(NLP)

NLP 的优点是医师在书写病历时不必改变他们习惯的记录方式,可以自由地表达各种信息。他们可以用手写文本或磁带录音。对于录音,NLP 系统可利用语音识别系统来分析自然语言中的句子,处理其中包含的医学信息,从而进行数据的录入。NLP 最基本的功能是对所用术语产生索引,这些索引可提取含一个或多个指定术语的文本,NLP 可将它们联系起来处理,进行推论。

因此,NLP 语音识别处理系统对医学术语准确编码要求提高,必须对每一个医学术语的语义学、同义词以及如何合成有意义的表达式,有全方位的深入研究,要有医学知识的坚实基础,否则这些自然语言难以为计算机所理解。

3.生物信号和医学图像处理

病历中含有大量与人体生物信号和医学图像相关的信息,如心电图、X 线片、造影录像等。纸质病历只能以纸质介质保存相关的曲线、图像,而丢弃了录音、录像等信息。

随着医院引进大批数字化的仪器设备,应用 LIS、PACS 等医学信息系统,生物信号和医学图像经它们处理,已逐步实现了数字化,并可以通过系统的接口,把这些数字化的医学信息整合到电子病历中。

不同系统之间信息的传递是通过系统的接口来实现的,信息标准化是接口的关键。当两个系统使用同一个标准时,传递信息就非常简单。如果两个系统使用的不是同一个标准,接口就必须进行信息转换,由发送信息的系统通过接口将数据转换成接收信息的系统可以理解的格式,或者由接收系统通过接口将数据转换成可以理解的格式。信息的标准化是一个渐进的过程,为了便于使用非标准信息的系统之间接口,人们开发了接口引擎,利用接口引擎将非标准化信息转换为标准化的信息。

(四)电子病历数据时间的表达

病历是按时间顺序记录的,病历中所有的信息均在各自的规范中以时间为轴线排序。EPR 中的数据要按时间顺序来表达。

1.疾病是随着时间演变的

每一种疾病都按时间进程有其固有的变化规律,而这种变化又会因环境的不同、体质差异、治疗的介入而呈现个性化的变化规律。例如一名患儿淋雨受凉后咳嗽、发热、咽痛,到社区医院就诊,初步诊断是急性上呼吸道感染。7 天后发展为高热、咳脓痰、喘息,胸部 X 摄片发现两肺纹理紊乱,右上肺片状阴影,疑诊为肺炎或肺结核。给予结核菌素试验和痰内结核菌培养。3 天后(初诊第 10 天)结核菌素试验(PPT)可疑阳性,选择可以杀灭结核菌的药物进行试验治疗。初诊后第21 天结核菌快速培养结果提示结核菌生长。此时,确诊为右上肺浸润性肺结核,给予规范的抗结核方案,治疗 3 个月到 6 个月。

2.医生对疾病的认识是随时间而日益深入和准确的

如上例,患者第一次就诊时医生认为是上呼吸道感染,第二次就诊时 X 线胸部摄片和 PPT 实验提示结核可能,第三次就诊时结核菌培养确诊为结核。在这21 天时间中,医师对疾病的认识逐步深入并达到确诊。

3.医疗行为必须放在时间的背景下才可以做出合理的解释

上述患者在出现症状第 21 天,才得到规范的抗结核治疗,这是否是医师的责任? 只有依照时间轴线上出现的信息,来衡量医师是否及时采取了相应的正确的检查、诊断、治疗手段才能予以判断,这位医师采取的各项医疗行为基本正确,并没有延误诊断治疗。

4.EPR 记录的时间差异性

EPR 中记录的医疗信息还具有时间差异性。例如,医师在为一患者做体格检查时,发现心浊音界明显扩大。第 2 天心电图报告发现 S - T 段呈弓背向下样抬高,低电压趋势,提示心包积液可能。第 3 天做超声心电图检查,提示中等量心包积液。第 5 天为患者做心包穿刺时却抽取不到积液,是不是体格检查和实验室检查错误呢? 事实上,该患者为一突发性心包积液者,初诊时存在大量心包积液,但很快被吸收。

因此,EPR 中一个数据可以有 3 个时间来标记,第一是录入时间,第二是被正确理解的时间,第三是该正确理解被实施的时间。医师记录的时间和内容必须被系统及时、可靠地记录下来,不能被事后篡改。

5.相对时间和绝对时间

病历信息的时间顺序可以有两种表达方式。

(1)绝对时间:如"2020 年 3 月 28 日患者王××行右肺切除手术"。绝对时间通常表示事件发生的一个特定点,较清楚明了。

(2)相对时间:如"患者王××入院后第七天做了右上肺切除手术"。相对时间常用于医疗行为或医学知识的连贯性表示,表示一个事件全程中各个点之间的距离,易于对照、理解,易于解释它们之间的相关联系和影响,是病历中经常使用的时间表达法。

6.时间的精确度

时间精确度在 EPR 中可以相差很大,例如在记录过去病史时,常用年、月表示,如"5 年前出现心前区疼痛""三个月前体检心电图正常"。但对于现病史中心肌梗塞等危重病人的抢救记录和心电监护,则是以分钟来记录的。

7.EPR 对时间记录的规定

首先 EPR 系统对时间标记有标准格式,对每一医疗行为发生(例如医嘱下达时间),都自动于后台记录到年、月、日、时、分、秒。

另外,EPR 通过一系列安全措施使被记录的时间不能人为修改,必须修改的,系统将自动留下修改记录,包括修改内容、时间和记录人。

第三节 电子病历的实现及采用的主要技术

一、电子病历的实现

(一)电子病历的开发主体

电子病历的开发主体应该是医务人员和计算机技术人员,而不应该仅是计算机技术人员,因为 EPR 的最终用户是医务人员,对它的功能、作用、内涵最清楚的人也是医务人员,只有他们的需要和实际应用才是 EPR 得以开发和完善的原始动力。

电子病历的优势之一是便于院际病历信息交换。为达到这一目标,需要制订院际病历信息交换格式;提供转换手段,可以将病历信息转换为标准的交换格式在网络上传输或存入可移动媒体。

与上述工作相关的是需要制定一系列的标准和规范,这方面的工作需要国家有关部门的积极组织,需要信息技术人员、临床工作者、医院管理工作者合作完成。

(二)电子病历的实现方法

1.建立 EPR 的格式化模型

要实现 EPR,首先要建立一个 EPR 的格式化模型,这个模型必须符合我国现行关于病历书写规范的规定,而且这个模型不是固定不变的,它可以根据不同专科、不同病种进行动态组合。

2.EPR 中的数据高度结构化和代码化

来自病人或医疗过程中的数据应该尽可能以结构化的形式为医生直接获取,并直接录入 EPR 中,当然,也应留有自然语言的文本输入方式,以备特殊情况下使用。对于自然语言处理的主要方式倾向于通过 EPR 的语音识别系统,自动提取并以结构化数据录入。

3.系统设计

系统设计可采用 Internet/Intranet 的体系结构,各种应用程序之间的通信由各个工作站按 ISD 标准自动管理。

4.执行过程

在病人就诊医院的挂号处或住院处建立。随后病区医师及有关医务人员要输入病人的主诉、现病史、既往史、家族史、体格检查、治疗计划、申请实验室或影像学检查、治疗及检查结果等。同时,护士要输入医嘱及护理信息。病人出院时,医师要输入出院小结,在 EPR 首页上输入主要诊断、其他诊断和手术操作名称,并在首页上签名以示负责。病人在出院处办理出院手续,结清住院费用,EPR 即提交病案室。

二、电子病历系统的主要技术

数据的结构化、标准化、开放化以及数据之间的交换是 EPR 的基本功能,XML、中间件技术、移动计算机技术等先进技术在 EPR 设计中可起到重大作用。下面分别加以介绍。

(一)中间件技术

中间件技术,是近几年来 HIS 建设中的一项新技术,国内常称为多层结构技术。目前国内外的 HIS 大都应用客户机/服务器模式,在这种模式中,数据库、应用程序逻辑和用户界面在客户机和服务器之间是分开的,一般采用参数定义的方法解决软件适应性的问题。为了满足参数定义的需求,模块写得十分复杂而细致,环环相扣、相互影响。然而一旦参数定义不能满足用户需求,修改程序将成为十分困难的事情,而且极易出现新的错误。事实上,各家医院都有自己的一些特殊需求,而随着医疗制度改革和医学技术的发展,会不断变更和产生新的需求。因此,软件公司就经常面临修改程序的难题。

中间件或多层结构的理念就是把过于复杂的大模块分解为多个层次,以降低模块内部的复杂度,建立一个可以任意组合 HIS 的工具系统。这样,公司只开发基本系统和大量工具,由实施具体 HIS 的项目工程师根据医院需求去组合 HIS。一旦发生用户需求变更,不必重新改写顶层的应用程序逻辑,就能解决系统维护的关键问题。

(二)XML 技术

XML(extensible markup language)即"可扩展置标语言",是由全球信息网协会于 1998 年提出的,它是由标准通用置标语言(standard generalized markup language,SGML)的格式精简后制定出来的,目的是扩充网络的应用,使全球信息网能够传输或处理更丰富的信息。XML 是一种结构化的内容描述语言,它不仅可以描述内容,还可以定义所描述对象的结构。因此,XML 用来制造新的标准描述语言,可以创造类别文件的格式定义,即在 XML 中创造出很多不同的标示语言。这种自含式的结构描述能力使其成为在互联网上进行内容交换的理想描述语言。

用 XML 建立电子病历有 3 个优点：①便于长期保存病历。用 XML 记录的病历是文本格式，不依赖于任何计算机平台、软件或者数据库格式，不会因为软硬件更新而要做相应的升级工作。②便于信息交换和查询。由于 XML 对内容进行了标记，因而其中的信息可以方便地在用户之间进行交换和检索。③XML 允许用户在不违背标准的前提下根据自己的当前和今后的需要进行扩充，具有很大的适应性和灵活性。

医疗信息是多种多样的，除了一部分可形成结构化数据，还存在大量的描述性语言难以结构化，例如，病历中出现的病史和病程记录中含有大量描述性的自然语言，XML 以及相关的工具为解决这些问题提供了一些相应的手段，为电子病历的实现提供可能。

(三)RFID 技术

1. RFID 技术的概念

RFID 是 radio frequency identification 的缩写，即射频识别。RFID 射频识别是一种非接触式的自动识别技术，它通过射频信号自动识别目标对象并获取相关数据，识别工作无须人工干预，可工作于各种恶劣环境。RFID 技术可识别高速运动物体，并可同时识别多个标签，操作快捷方便。

2. RFID 技术的特点

第一，可以识别单个的非常具体的物体，而不是像条形码那样只能识别一类物体。

第二，其采用无线电射频，可以透过外部材料读取数据，而条形码必须靠激光来读取信息。

第三，可以同时对多个物体进行识读，而条形码只能一个一个地读。此外，储存的信息量也非常大。

3. RFID 的组成部分

最基本的 RFID 系统由三部分组成。

（1）标签。

由耦合元件及芯片组成，每个标签具有唯一的电子编码，附着在物体上标识目标对象。

（2）阅读器。

读取（有时还可以写入）标签信息的设备，可设计为手持式或固定式。

（3）天线。

在标签和读取器间传递射频信号。

电子标签中一般保存有约定格式的电子数据，在实际应用中，电子标签附着在待识别物体的表面。阅读器可无接触地读取并识别电子标签中所保存的电子数据，从而达到自动识别物体的目的。通常阅读器与计算机相连，所读取的标签信息被传送到计算机上进行下一步处理。

4. RFID 技术在电子病例中的应用

在医疗体制不断完善的今天，医院的信息化程度已经大大提高，特别是电子病历系统的应用，方便了群众就医，也提高了医疗服务水平。例如，当遇到突发事件，面对必须及时施救的病人时，医生和护士必须先寻找该病人病例，查看病人病史以及药物过敏史等重要信息，才会针对情况进行及时施救，然而这些都会耽误抢救病人的最佳时机。当医院采用 RFID 系统后，这些问题将迎刃而解，每位住院的病人都将佩戴一个采用 RFID 技术的腕带，这里存储了病人的相关信息，包括基本个人资料以及药物过敏史等重要的信息，更多更详细的信息可以通过 RFID 电子标签上的电子编码对应到数据库中。

医院目前现有的 HIS 系统中，已经对每一位挂号病人进行基本信息录入，但是这个信息并不是时时跟着病人的，只有医护人员到办公区域的计算机终端前才能查到病人的准确信息。现在，通过一条简单的 RFID 智能腕带，医护人员就可以随时随地掌握每一位病人的准确信息。将标有病人重要资料的标识带系在病人手腕上进行 24 小时贴身标识，能够有效保证随时对病人进行快速准确的识别。同时，特殊设计的病人标识带能够防止被调换或除下，确保标识对象的唯一性及正确性。医院里的工作人员也可以佩戴有 RFID 技术的胸卡，这样医院不仅可以对病人进行管理，也可以在紧急时刻找到最需要的医生。

医院应用 RFID 技术的优点：①帮助医生或护士对交流困难的病人进行身份确认。②监视、追踪未经许可进入高危区域闲逛的人员。③当医疗紧急情况、传染病流行和其他情况对医院的正常有效工作构成威胁时，RFID 系统能够推动限制措施的执行，防止未经许可的医护、工作人员和病人进出医院。④腕带允许医院管理员对部分数据进行加密，这样即使腕带丢失，也不会被其他人员破解。

（四）移动计算机技术

我国目前 HIS 采用有线联网的方式。各种网线相连的工作站固定在医生、护士办公室或实验室工作台上，这些工作站完成了大量信息的录入、存储、查询等工作，但是医疗工作的特性决定了许多工作必须在病床边或在移动中进行，例如危重病人的床边急救、每日医生的巡回查房、护士的巡回治疗和观察，这些工作都需要随时录入或调用数据。符合以太网标准的采用微波直序扩频技术的无限局域网技术 802.11，使无限网和移动工作站成为可能。该网的传输速率一般为 2Mbit/s～11Mbit/s。传输距离可达 100 m，具有抗干扰、保密性好的特点，适用于 HIS，医护人员使用笔记本式计算机便可以在床边或伴随移动病人与 HIS 保持实时连接。掌上计算机是移动计算机的另一项新技术，它与笔记本式计算机加无线网络实时联网工作模式不同，而是采用了脱机工作模式。

第四节　医生工作站及电子病历模板格式与制作方法

一、医生工作站系统

（一）医生工作站的概念

"医生工作站"是一套具有客户端和服务器端的网络版工作站软件。其服务对象是医院里在临床第一线的各级医生，以及从事医务管理、医院信息管理的行政人员。它具有 HIS 接口，能实质性改变医院信息流状况，担负起医院的信息化改革任务。

（二）医生工作站的功能

医生工作站集成了电子病历的生成和医疗质量控制的双重功能。医生工作站能够通过提供一套标准的电子病历生成流程，使医生只需要按照提示要求输入有关信息，最终暂存和打印就可以直接生成一份标准的病历文书。同时，由于医生工作站中提供了一系列专用的模板引用和病历继承的方法，可以大大缩短医生的病历制作时间。电子病历生成功能可以将医生从原来繁忙的事务性病历写作中解放出来,使他们在保证病历质量的同时有更多的时间去处理手术、科研等工作。

医生工作站通过提供标准化的电子病历制作流程,使得医生制作的电子病历能够符合最新的国家有关标准;通过提供待处理任务条等方法来督促、警示医生及时完成计划任务,避免因疏漏而发生医疗事故;又通过给医院医务处、信息科等行政部门提供专用的监管、统计界面,提高了医院的信息监管力度,保障了医疗质量的实时控制。

(三)医生工作站系统

医生工作站系统的定义是"协助医生完成日常医疗工作的计算机应用程序"。

先进的医生工作站系统除了支持 EPR 的实现之外,还提供对诊疗工作的临床决策支持功能。首先,医生工作站系统可为医生提供医学知识和专家经验的即时查询。医生在门诊和病房诊治病人时,经常需要得到关于诊断、鉴别诊断、药物治疗的各种参考信息,以便及时解决面对的疑难病例。通过对 WWW 的在线查询,特别是通过医生工作站系统对查询信息进行自动筛选过滤,即时得到最需要的准确信息是十分重要的。

其次,医生工作站系统含有的各种智能化的知识库也起了极大的作用。最常见的是药物知识库,它可以提供各种电子文档的药物信息(药理、用法、禁忌症、不良反应等以供查询);可以与医嘱系统相连互动,对药物的极限量、配伍禁忌、过敏史及时发出警告;还可以根据诊断、化验检查结果提出用药建议。

建立电子病历系统首要的是建立医生工作站系统,病历数据的采集和使用集中体现在临床医生的日常工作中,电子病历系统必须提供病人信息的采集和阅读手段,为此要设计医生工作站系统。该系统能够辅助医生书写病历、下达医嘱、申请检查检验,同时能够检索病历、阅读病历内容等。要建立医生工作站,就要发展方便高效的信息录入手段,让医生集中精力于病人的治疗过程。目前已有液晶手写屏,医生可以在计算机上直接手写病历,不仅沿袭了以往在纸质病历上手写的习惯,而且在计算机上写完可直接保存和打印,还可方便其他医生或患者查阅。

在远程医疗方面,医生通过手写屏可以对从远端拍摄到的患者的各种 X 片(图片)进行实时分析,并可在 X 片(图片)上随意勾画批注(不会破坏 X 片),还可在上面直接书写诊断结果或意见;连同 X 片(包括在上面的勾画批注)和诊断结果传到异地的医生那里征求意见,进行多向交流。也可传到患者那里,向患者说明病况和治疗方案。

二、电子病历模板格式介绍

(一)病历纸格式要求

(1)纸张尺寸:一般以 A4 幅面纸(210mm×297mm)为宜。

(2)页面设置:应统一设置页面的规格,页边距、装订位置、装订线、页眉、页脚、每行字数、行距等应符合《病历档案管理规范》。

(3)版面要求:每页中的行数、字符数、字符间距、行间距等必须一致。

(4)病案纸样式:首页和续页的正文字号为五号字、宋体。"入院记录""病程记录"名称用三号字、黑体。"一般项目名称""主诉""现病史""个人史""初步诊断"等名称用五号字、黑体。页眉如"×××××医院病历"或"××省××市××医院病历"用 4 号字、黑体;页眉也可用"姓名、科别、床位、病案号"。页脚如"第×页"用小 4 号字、黑体。

(二)入院病历书写规范

电子病历中的入院书写规范与传统的病案书写规范相比较,两者基本相同,内容可参见《医疗护理技术操作常规》(第四版)。

对于电子病历打印出来后的签名,有关规定如下:①书写电子病历时,签名的最后一个字与上行的最后一个字对齐。②电子病历打印后,由医生用蓝笔、黑笔或红色笔在电子病历签名前再次签名,以负法律责任。③上级医生对电子病历修改签名问题:在修改电子病历段落后与上行的第一个字对齐签名并填上日期,格式是(修改者:×××日期:××××-××-××)。

三、电子病历模板制作方法

(一)电子病历模板制作要点

用 Word 作为编辑器来制作病历模板,病历模板应符合《医疗护理技术操作常规》第四版中病案的书写要求。由于各个专业不同,其病历模板的形式也有所不同,但都应具备页眉、页脚及内容等基本要素。

1.电子病历模板中的页眉、页脚制作要点

（1）页眉常用格式为"姓名、科别、床号、病案号"。有的医院将"病历续页""病历纸"等也包含在内,目前还没有统一规定。为了在实际输入内容时,页眉内容不来回错动,必须在页眉中建立一个表格,将姓名、科别、床号、病案号框在其中,留出相应的空格,医生在书写病历时,将病人的姓名等内容填入其中即可。要注意留出足够的空格,以避免错行。

（2）表格设置要用 Word 提供的表格自动套用无格格式,这样打印出来不显示表格结构,使病历美观大方。在设计病历时,表格的下方有一输入行不能删除,要使页眉与病历内容之间保持适当的空间。

（3）页脚应包括医院名称和页码,一般应根据各个医院规定的要求进行设计。

2.电子病历模板内容设计要点

（1）入院记录中,病历模板内容应包括"一般项目、主诉、现病史"等。病历开头为"入院记录",在其下方做一表格,前 6 项内容为一列,并留出一列与其相对应。整个表格为 4 列 6 行的设计,用 Word 提供的表格自动套用无格格式,调整适当列宽,使列宽有足够的空间输入项目内容。这样制作出的模板中项目排列整齐,输入内容时不会错动,打印出来的病历不显示表格线。

（2）将"主诉、现病史、个人史、家族史、体格检查"等项目列在其后,把病历书写的整个次序、过程套录在病历模板中。每次书写病历时调出此模板,仅修改那些不同的部分和阳性体征。

（二）带有提示按钮病历模板的制作

医生在应用电子病历模板书写电子病历时,往往只是注意修改那些不同的部分,而难以做到逐字逐句修改。为了避免书写电子病历模板时疏忽大意,造成雷同和差错,制作带有提示按钮的电子病历模板是很有必要的。

所谓提示按钮,是指一个"域","域"是保存在文档中的可能发生变化的数据。最常用的"域"有 PAGE 域,即在添加页码时插入能够随文档的延伸而变化的符号。我们可以利用域在文档中的特殊位置布置一些提示信息。同时,新输入的文字可以继续提示信息的外观特征,如字体、字号、段落特点等。例如,需要在一个模板中指明患者的姓名、性别、年龄等信息的输入位置,并赋予适当的格式,其中患者姓名、性别、年龄等各项的输入都是通过使用有提示按钮的"域"方法来实现

的,其制作方法如下:①按【Ctrl+F9】组合键,插入一对指明域代码的花括号({});②在花括号之间输入"MacroButton NoMacro[单击此处输入患者姓名]";③对插入的域和文字进行必要的格式设置;④在域上方右击,并选择"切换域代码"命令。

经过上面的设置,就可以在屏幕上得到带有相应格式的一条信息,使用鼠标单击"[单击此处输入患者姓名]"提示,该提示处将处于被选中的状态,如果输入文字,则此文字将替换提示。插入域代码时需要注意的是,标识域代码的花括号不能使用键盘上现有的符号输入,而必须使用 Word 组合键产生的花括号,应将这些提示信息放置在电子病历模板经常需要修改的地方。对插入"域"的操作也可以通过菜单方式来实现,即在 Word 中用"插入"菜单的"域"命令来操作。例如,个人史中的月经史,查体中的脉搏、血压、体重、视力、前列腺检查等,给书写病历的医生一个警示,避免出现差错或遗漏。

(三)带有自动提示输入窗口的模板制作

使用 Word 的域,还可以制作带有提示窗口的输入模板,使提示信息"活"起来。所谓"活",是指当用户使用特定的模板输入指定的信息时,由 Word 负责安排到合适的位置,并赋予一定的格式。这种特性特别适用于填写表格病历。当打开此病历模板时会看到一系列对话框,提示输入各种信息。使用 Word 中的 Fill-in 域制作上述模板,下面以 X 光检验报告单中的输入诊断信息为例,介绍用菜单操作的方法如下。

(1)单击"插入"菜单,选择"域"命令,打开域对话框,选择 Fill-in 域名,在域属性中输入"请输入所见及印象诊断",单击"确定"按钮。

(2)在弹出的下一个对话框中输入诊断结果,如"未见异常",即完成了插入域操作。

(3)用户在输入时将光标移到该位置上,然后按【F9】键更新域,此时弹出一个窗口,窗口提示"请输入所见及印象诊断",医生可以在提示窗口输入信息,然后单击"确定"按钮,Word 自动将此信息安排到合适的位置。

第五章 医学影像与检验信息化

第一节 医学影像信息化

一、医学影像信息系统

PACS 系统是 picture archiving and communication systems 的缩写,意为影像归档和通信系统。它是应用在医院影像科室的系统,主要的任务就是把日常产生的各种医学影像(包括 MRI、CT、X 光机、红外仪、显微仪等设备产生的图像)通过各种接口(模拟、DICOM、网络)以数字化的方式海量保存起来,当需要的时候在一定的授权下能够很快地调出使用,同时增加一些辅助诊断管理功能。它在各种影像设备间传输数据和组织存储数据时具有重要作用。

二、医学影像信息系统功能

(一)影像处理

1. 数据接收功能

医学影像信息系统接收、获取影像设备的 DICOM3.0 和非 DICOM3.0 格式的影像数据,支持非 DICOM 3.0 影像设备的影像转化为 DICOM 3.0 标准的数据。

2. 图像处理功能

医学影像信息系统自定义显示图像的相关信息(如姓名、年龄、设备型号等参数),提供缩放、移动、镜像、反相、旋转、滤波、锐化、伪彩、播放、窗宽及窗位调节等功能。

3. 测量功能

医学影像信息系统提供 ROI 值、长度、角度、面积等数据的测量,以及标注、注释功能。

4. 图像的多重处理功能

医学影像信息系统具备支持多平面重建（MPR）、最大密度投影（MIP）和容积重建（VR）等三维处理功能。

5. 保存功能

医学影像信息系统支持 JPG、BMP 等多种格式存储，以及转化成 DICOM3.0 格式功能。

6. 管理功能

医学影像信息系统支持设备间影像的传递，提供同时调阅病人不同时期、不同影像设备的影像及报告功能。支持 DICOM3.0 的打印输出，支持海量数据存储、迁移管理。

7. 远程医疗功能

医学影像信息系统支持影像数据的远程发送和接收。

8. 系统参数设置功能

医学影像信息系统支持用户自定义窗宽窗位值、放大镜的放大比例等参数。

（二）报告管理

1. 预约登记功能

预约登记功能包括支持手工输入或电子申请单输入确认，还包括在 HIS 中获取病人信息登记资料。

2. 分诊功能

分诊功能包括收集病人的基本信息，确定检查设备、检查部位、检查方法，支持划价收费。

3. 诊断报告功能

诊断报告功能包括生成检查报告、支持二级医生审核、支持典型病例管理。

4. 模板功能

模板功能是指用户可以方便灵活地定义模板,提高报告生成速度。

5. 查询功能

查询功能支持姓名、影像号等多种形式的组合查询。

6. 统计功能

统计功能可以统计用户工作量、门诊量、胶片量以及费用信息。

(三)运行要求

(1)共享医院信息系统中病人信息。
(2)网络运行:数据和信息准确可靠,速度快。
(3)安全管理:设置访问权限,保证数据的安全性。
(4)建立可靠的存储体系及备份方案,实现病人信息的长期保存。
(5)报告系统支持国内外通用医学术语集。

三、医学影像信息系统组成

一个典型的 PACS 系统主要包括医学影像采集、传输、存储、处理、显示以及打印的功能。硬件系统主要包括接口设备、存储设备、主机、网络设备和显示系统。软件系统功能主要包括通信、数据库管理、存储管理、任务调度和网络监控等。

四、医学影像信息系统技术

(一)医学影像设备

医学影像设备是 PACS 系统的前级设备。医学影像主要分为两大类,即解剖影像和功能影像。解剖影像主要描述人体的生理解剖结构,其来源包括 X 射线、CT、

MRI 及超声等;功能影像主要描述人体在不同状态下组织器官的功能活动状况,包括 PET、SPECT 等。按照影像信息的载体来分,医学影像设备主要有以下几种类型:X 射线成像设备、核磁共振成像设备、超声成像设备、核医学成像设备。

1. X 射线成像设备

X 射线成像是利用 X 射线穿过人体后的衰减值来成像的。它反映的是人体组织的密度变化,此类设备主要有 X 射线机、数字 X 射线机(DSA、CR、DR 等)和 X 射线计算机体设备等。常规 X 射线机是利用 X 射线穿透人体不同密度和厚度的组织后达到荧光屏及 X 射线胶片的 X 射线使荧光物质发光和使胶片感光而成像的;数字 X 射线机和 CT 装置则是通过测量透射人体的 X 射线量来实现人体成像的。

2. MRI 成像设备

MRI 设备是通过测量构成人体组织元素的原子核的核磁共振信号来实现人体成像。

MRI 的空间分辨率一般为 0.5～1.7 mm,不如 X 射线和 CT;但其密度分辨力明显优于 X 射线和 CT,MRI 可清晰显示软组织、肌肉、脂肪、韧带、神经、血管。

MRI 图像特点如下:①MRI 成像是三维图像,可通过调节磁场,用电子方式确定获得横断面、冠状面和矢状面图像。②MRI 对脑及软组织的显示明显优于 X 射线和 CT。③MRI 信号含有较丰富的有关受检体生理、生化特性的信息,而 X 射线和 CT 只能提供密度测量值。④MRI 可探测活体组织中的化学性质,估计以后 MRI 信号还可提供体内组织器官或细胞新陈代谢方面的信息。⑤MRI 对人体无电离辐射损害。

MRI 设备的缺点如下:①成像时间较长,MRI 虽经不断改进,成像速度已有很大提高,仍需 2 s 方能获得一帧图像,若体内有金属异物和人工关节以及心内起搏器等,则不能进行 MRI 检查。②设备昂贵、检查费用高。

3. 超声成像设备

超声成像设备是目前使用最为普遍的影像设备之一,超声诊断是一种无创伤、无电离辐射损害的检查方法。超声成像设备共分为两大类:利用超声回波的超声诊断仪和利用超声透射的超声计算机体层诊断仪。根据其显示方式不同超声成像设备又可分为 A 型(幅度显示)、B 型(切面显示)、C 型(亮度显示)、M 型

(运动显示)、P 型(平面目标显示)等。目前使用最多、最广泛的是 B 型超声诊断仪(简称 B 超),其横向分辨率可达 2 mm,获得的软组织图像清晰而富有层次。利用 B 超,可实现各种血流参量的测量。在临床上,超声诊断仪在甲状腺、乳腺、心血管、肝、胆、泌尿和妇产科等方面的检查有其独到之处。超声 CT 因扫描时间长,分辨率低,有待进一步改进和提高。但它是一种无损伤和非侵入式的检测设备,是医学影像诊断中的重要设备之一。

4.核医学成像设备

核医学成像设备是通过有选择地测量摄人体内的放射性核素所发出的 γ 射线,来实现人体成像的设备。核显像设备主要有 γ 相机、正电子发射型计算机体层(PET)和单光子发射型计算机体层(SPECT)。

γ 相机具有显像和功能测定双重功能。临床医学使用它对人体组织器官进行静态或动态照相检查,动态照相主要用于心脏大血管疾病的检查。

PET 可利用人体物质组成的元素(如 13C、15O、13N 等)标记放射性核素来制成放射性药物,特别适合人体生理和功能方面的研究和检查,尤其对脑功能的检查。缺点是人工制成的半衰期较短的放射性核素价格较高,运输不便,使用于此项检查的病人较少,从而使成本增加,且半衰期短、失效快。

SPECT 具有 γ 相机的全部功能,又有体层成像功能,提高了诊断病变的定位能力,在动态功能显像检查或疾病早期诊断方面有独到之处,其在临床医学诊断中得到日益广泛的使用。缺点是图像清晰度不如 X 射线成像,超声 CT 和 MRI,操作中使用放射性药物须进行防护,药物的储存、保管非常严格,也较麻烦。核显像只需极低浓度的放射性核素,图像的横向分辨率达到 1.0 cm,因光子数目有限,图像较模糊。

(二)医学影像工作站

医学影像工作站是 PACS 系统的重要组成部分,通常是一台或多台图形图像处理功能极强的高性能计算机。其硬件系统主要突出了图形图像处理功能,采用与国际图形图像的标准相统一的体系结构。软件系统功能与各种医学图像数据源相配合,实现对医学图像的存储和管理、医学图像的处理与分析和多重处理(包括多平面重建、最大密度投影和容积重建等三维处理能力)及医学影像的报告管理等。按应用和功能医学影像工作站可分为影像诊断工作站、影像后处理工作站和影像浏览工作站。在医学影像工作站配置的软件系统中,核心是对各种医学影像的处理与分析技术。

(三)医学影像处理与分析技术

医学影像与普通光学图像相比,具有模糊性和不均匀的特点。在医学影像处理与分析中不能应用传统的基于光强度的光学图像处理方法,必须采取特殊的、适合医学影像自身特点的处理和分析方法。同时,医学影像的处理还需要多学科和领域的知识,需要结合医学专家的指导,也就是涉及人机结合的问题,如何使得医学领域的专家与计算机有机地结合起来也成为该领域特有的问题。

医学影像处理和分析技术涉及的研究内容包括医学影像数据获取、医学影像数据预处理(包括医学图像增强、医学图像分割和医学图像配准等)、虚拟现实技术(包括三维可视化、虚拟内窥镜和图像引导手术等)等。

1.医学影像数据获取

医学影像数据基本上是通过医学影像设备获得的。研究这些设备的成像原理,对于提高医学影像的显示质量有着重要的意义。

目前,国内外医学影像设备生产厂商出于技术保密,对本厂生产的设备产生的影像数据进行加密处理,使得数据不具备开放性,对数据的处理必须使用厂商提供的软硬件,从而使得医学研究人员在研究和应用方面受制于影像设备的生产商,不利于医学研究的进展。要对医学影像数据进行富有成效的后处理工作,就必须解决影像数据的计算机获取问题。

2.医学影像数据预处理

医学影像预处理技术是指对获得的医学影像数据进行各种处理,以期得到最好的显示效果的技术。常用的数据预处理技术有滤波、增强、恢复、插值以及缩放、旋转、平移等几何变换技术和图像配准等。

滤波、增强、恢复操作可以消除影像数据中的噪声,提高图像的质量,譬如对核磁共振的影像数据等进行滤波处理,以消除影像中的噪声,突出人体组织。几何变换可以方便用户从不同角度、多方位地观察图像。

3.虚拟现实技术

虚拟现实(Virtual Reality,VR)是近年来出现的高新技术。虚拟现实是利用计算机模拟产生一个三维空间的虚拟世界,从而为使用者提供关于视觉、听觉、触觉等感官的模拟,让使用者如同身临其境一般,可以及时、没有限制地观察三度空间内的事物。随着虚拟现实技术的发展,数字医疗、计算机辅助医学、计算机辅助手术等医学虚拟现实技术成为现阶段研究的热点。目前,在 PACS 系统中,常用的虚拟现实技术包括三维重建、虚拟内窥镜和图像引导手术等。

五、医学影像 DICOM3. OS 标准

DICOM 是 digital imaging and communications in medicine 的简称,即医学数字成像和通信,是医学图像和相关信息的国际标准(ISO 12052)。它定义了质量能满足临床需要的可用于数据交换的医学图像格式。

DICOM 被广泛应用于放射医疗、心血管成像以及放射诊疗诊断设备(X 射线、CT、核磁共振、超声等),并且在眼科和牙科等其他医学领域也得到了越来越深入、广泛的应用。

DICOM 标准中涵盖了医学数字图像的采集、归档、通信、显示及查询等几乎所有信息交换的协议;以开放互联的架构和面向对象的方法定义了一套包含各种类型的医学诊断图像及其相关的分析、报告等信息的对象集;定义了用于信息传递、交换的服务类与命令集,以及消息的标准响应;详述了唯一标识各类信息对象的技术;提供了应用于网络环境(OSI 或 TCP/IP)的服务支持;结构化地定义了制造厂商的兼容性声明。

DICOM 标准的推出与实现,大大简化了医学影像信息交换的过程,推动了远程放射学系统、图像管理与通信系统(PACS)的研究与发展,并且 DICOM 具有开放性与互联性,这使得它与其他医学应用系统(HIS、RIS 等)的集成成为可能。

DICOM 是由 ACR 和 NEMA 共同制定的标准,它是让不同厂商互相交流的语言。

六、医学影像诊断

医学影像包括 X 光、B 超、MRI、CT、CR、DR、数字减影血管造影等。下面主要介绍最常见的 X 射线和 CT 及其诊断。

(一)X 射线

对于 X 射线照片上影像,首先应辨别是否正常,然后才能提出异常征象。从这些异常征象中,找到一个或几个主要征象,与病人现阶段病情有密切关系。对

待这些征象,应从其密度、形态、边缘及周围组织状况等分析,推理归纳,得出诊断。例如,肺内大片致密影,密度均匀一致,边缘模糊,如果邻近组织向患侧移位,则可能是肺不张,如果无移位,则可能是肺炎。

(二)X 射线诊断

1.位置与分布

不少疾病有好发部位,如肺结核多见于肺上部,肠结核多见回盲部,骨结核多见骨骺和干骺端并常侵犯关节。

2.形状与边缘

肺内致密影如果为斑片状,则可能为炎症、结核或其他非肿瘤性病变。若致密影外形为圆,则可能为慢性愈合期中的表现;反之,若病变边缘模糊,一般反映炎症病变正在浸润,且有活动性。恶性肿瘤在进展阶段,有时边缘也稍有模糊。

3.数目与大小

病灶的大小,是单发抑或多发,也有一定的鉴别意义。例如:骨结构的死骨多而小,为多个米粒样;化脓性骨髓炎的死骨则少而大,为单个或几个长条状。

4.密度与结构

病变密度的大小及其均匀性有重要的诊断意义,例如,肺内块状影密度高且不均匀,内有钙化,多诊断为结核球;密度不太高且均匀一致,多诊断为肿瘤,少数良性肿瘤也有钙化。骨密度增高反映骨质增生及硬化,骨密度降低表示骨质疏松或骨结构破坏。

5.周围情况

邻近器官、组织的改变对诊断有一定意义。如肺内大片状致密影伴有胸腔体积缩小的邻近组织改变,若病侧肋间隙变窄、横膈上升及气管向病侧移位,则多见于肺不张;反之,若胸腔体积增大,则诊断为胸积液。

6.功能改变

器官的功能变化表现为心脏搏动、横膈运动及胃肠蠕动等改变。例如:心包积液或心肌疾病可见心搏动减弱;胸膜增厚粘连常见病侧横膈运动受限;胃癌则见病区及邻近胃壁蠕动消失。

7.发展情况

某些X射线征象只表明病程中现阶段状况,缺乏特征性,若将检查前后照片相比较,可了解病变发展动态,易得出诊断意见。如肺内呈现块状致密影,究竟是结核瘤还是恶性肿瘤?如该影已存在数年之久,且大小又无明显变化,则可诊断为良性病变,常见为结核瘤;反之,短期内块影长大,则应考虑为恶性肿瘤,而急性炎症的进展比恶性肿瘤更快,病变消散也快。

(三)CT

CT是用X射线束对人体某部一定厚度的层面进行扫描,由探测器接收透过该层面的X射线,转变为可见光后,由光电转换变为电信号,再经模拟/数字转换器转为数字,输入计算机处理。图像形成的处理对选定层面分成若干个体积相同的长方体,称为体素。扫描所得信息经计算而获得每个体素的X射线衰减系数或吸收系数,再排列成矩阵,即数字矩阵,数字矩阵可存储于磁盘或光盘中。经数字/模拟转换器把数字矩阵中的每个数字转为由黑到白不等灰度的小方块,即像素,并按矩阵排列,即构成CT图像。所以,CT图像是重建图像。

(四)CT诊断

CT诊断一般为平扫CT、增强CT和脑池造影CT。

1.平扫CT

一般为横断面扫描,多以听眦线为基线,依次向上或向下连续扫描。

2.增强CT

扫描常用的造影剂为60%泛影葡胺,每千克体重给予量为1.5~2.0 mL,凡有过敏史及心肾功能衰竭者禁用60%泛影葡胺。

3.脑池造影CT

一般经腰穿或枕大池穿刺注入非离子型造影剂或气体,使拟检查的脑池充盈。做腹部 CT 检查时,检查前要禁食;口服稀释的碘水剂衬托脏器的轮廓;检查中病人需屏住呼吸后扫描。

七、医学影像归档与通信系统架构与功能

(一)医学影像归档与通信系统的架构

产生影像传输延迟的原因主要与网络的拥塞程度有关,因此,医学影像归档与通信系统要求较高的网络传输介质。宽带是限制网络数据传输的主要因素,所以医院内的网络可采用高性能的高速光纤网、ATM 等。医学影像归档与通信系统网络采用 ATM 宽带多媒体异步通信网,主干网络带宽采用 1G,双绞线连接。网络传输协议标准为 TCP/IP,网络架构为星形总线拓扑架构。集线器将所有的网络设备连接起来,各服务器与集线器采用 100M 链路连接。路由器将本地网和其他网络连接起来,进行数据交换共享数据资源。医学影像归档与通信系统可配接各种类型的工作站,如放射医学影像工作站配接 CT、MRI、DSA、CR、DR 等;超声医学影像工作站配接彩色超声、普通超声;彩色病理影像工作站配接病理科、检验科所用各种显微镜等。

由于 DICOM 标准是利用标准的 TCP/IP 网络环境实现直接联网的,所以,影像设备必须支持 DICOM 3.0 接口,并配置 Web 服务器直接联网 PSTN、ATM、Ethernet(以太网)、ISDN(综合业务服务网)、DDN(防卫数据网)等通信平台,与 Internet 连接传输图像信息,严密身份验证机制,设置防火墙,实现高速网络的通信功能和可靠安全性。

医学影像归档与通信系统包括影像采集系统、影像存储管理系统、影像工作站系统、影像硬拷贝输出系统、网络及通信系统等。PACS 系统硬件主要有接口设备、存储设备、主机、网络设备和显示系统。此外,医学影像归档与通信系统的组成部分还包括医学影像归档与通信系统中央数据存储服务器、图像采集、诊断工作站、网络服务器、打印服务器和众多浏览工作站。医学影像归档与通信系统采用 B/S 三层体系模块化架构,有利于整合不同厂商制造的设备及方便基于 Internet 的系统扩展,如与 HIS/RIS 接口和远程放射学等。对于某些医院没有采用 HL7 标准的 HIS 系统,医学影像归档与通信系统可采用数据开放、程序连接等方式与 HIS 整合。

PACS 服务器系统由 PACS 管理服务器、控制器、数据库服务器组成,医学影

像归档与通信系统管理服务器对两者管理和控制,提供用户接口,并采用自动路由和数据预取技术与 HIS、RIS 的接口连接。因为 DICOM 文件存储的是医学影像,是非架构化信息,数据量大而且数据长短不一,并且 DICOM 标准是面向信息对象(IOD)的标准,所以数据库要保持信息对象的完整性,按照患者、研究、系列和影像四个层次来进行检索和管理,以保持数据的完整性。因此,医学影像归档与通信系统服务器采用 Oracle 作为数据库服务器平台,安装在 Windows SER2008/Unix 上;利用这两者的用户管理和计算机管理,以增强系统的安全性和方便建构医院的网络,同时采用 RAID(磁盘阵列)进行备份。客户端的操作系统可选择 Windows 系统,服务器及客户机可采用 i5 级以上计算机芯片,服务器内存 8GB 以上,客户机内存 2GB,存储介质可采用 RAID 磁盘列阵(存储近期资料)加 CD/DVD 光盘库(存储中、长期资料)。

(二)医学影像归档与通信系统的功能

医学影像归档与通信系统使得医学影像全面实现数字化存储、传输、检索及处理。

1.连接不同类别的影像设备

医学影像归档与通信系统利用计算机信息技术将不同型号、类别、地点的设备产生的图像,在统一的数字图像格式标准下,进行采集和集中存储,使得医师可以在自己的终端调阅图像,做各种处理、辅助诊断和治疗。

2.医学图像的大容量存储与高效管理

图像保存的传统介质采用的是胶片、照片或纸张等,其缺点为:①成本高,效率低;②保存场地需不断增加,保管不易;③需防虫蛀、霉变、丢失;④图像复制、传递不便,历史图像检索困难。医学影像归档与通信系统彻底改变传统的图像保存和传递方式,把数字图像保存在磁盘、磁带、光盘上,占的空间小,成本低,保存时间长。

3.便捷的图像调用与后处理

利用计算机信息技术可以高速、高效地检索、复制、传递图像,真正实现医学图像信息资源的共享;可以实现图像的跨科室、跨医院、跨地区流动,减少等待检查结果的时间,方便医师检索相关图像,有利于迅速诊断和治疗;还能实现无损、高效的图像传输,提高远程会诊的质量。

计算机强大的图像处理功能,使相关人员可以在阅片终端对图像进行各种处理,进行更细致的观察。医学影像归档与通信系统具有更多的图像显示方式,如三维重建、虚拟内镜、图像融合等,因而提供更多的信息,将人类在利用医学图像诊断和治疗方面的知识积累,转变为计算机软件,使医学图像诊断技术走向更深层次。

4.优化工作流程,提高工作效率

医学影像归档与通信系统可以帮助医院优化影像工作流程,节省医师和技师的时间,提高医疗质量和工作效率,缩短患者的等候时间和住院时间,提高患者满意度。通过医学影像归档与通信系统,可以帮助协调科室管理、安排工作,并可对工作的质和量进行在线监控和统计分析。

八、医学影像归档与通信系统的技术

医学影像归档与通信系统集成了计算机、通信、存储、数据处理、图像显示、压缩、人工智能和标准化等技术。

(一)影像采集

影像质量是影响医学影像归档与通信系统系统的主要因素之一,而影像显示的质量是由影像采集决定的。影像采集系统主要包括两类:①数字化成像设备,即直接输出数字影像的设备,如 CR、DR、CT、MRI、DSA、US、PET 等;②A/D 转换设备,即把非 DICOM 设备模拟影像转换为数字影像的设备,如胶片数字化仪和视频转换系统(包括视频捕获卡和配套的软件系统)。

1.影像采集标准

由于医学影像大多是高分辨率(200×2000 或 4000×4000,如 CR、DR 等)或大容积($60 \sim 400MB/Series$,如 MRI、CT、DSA 等)影像,影像设备及其数据量大。一个大型医院平均每天要进行数百次医学影像检查,产生大量的影像数据。先进的影像采集技术可降低曝光次数,减少放射剂量,延长摄像管寿命。所以,采集标准必须符合 DICOM 标准,影像清晰度应满足临床诊断、浏览需要,这在一定程度上又增加了数据存储量。

2.影像采集方法

DICOM 设备将需要传输图像的信息申请单发送到设备控制台,设备控制台负责接收目的端的信息请求,并把查询结果发送到请求信息的目的端,将获取的这些符合条件图像的目的端的信息自动发往影像服务器进行采集。

(1)数字影像的采集:可使医师获得完整的影像数据,其方法有媒体交换法、网络互连法、CR 法、DICOM 法等。对具有 DICOM 标准数字接口医疗影像设备采用 TCP/IP 协议通信直接采集产生的就是数字图像。

(2)视频影像采集:对于 B 超、内镜等非 DICOM 3.0 标准数字接口的医学视频影像设备,由于成像的动态范围狭窄,图像质量达不到诊断要求。可采用 DICOM 网关,通过视频采集技术将其图像格式重建为 DICOM 3.0 标准格式。

(3)模拟影像及已存胶片影像的采集:模拟影像采集是指对于保存在胶片上的模拟图像数据通过 A/D 转换将模拟图像数字化。

(二)影像存储管理

PACS 中的数据分为影像的数据信息和辅助病案信息两部分,两者以患者影像拍摄号建立对应关系。影像数据信息是指所有类型的影像数据,以文件形式单独存储。影像的辅助病案信息包括患者信息、医师信息、影像费用、诊断分析等文本信息,以记录形式存放。

医学影像归档与通信系统存储服务器,将各种影像设备传来的信息按医院实际查询需求有序存储,并建立搜索引擎,方便医师快速检索所需图像资料。支持影像数据的长期存储管理(LTSM)和短期存储管理(STSM),提供系统服务器、扩展磁盘阵列和磁带库、DVD 光盘库等存储介质。

影像存储是决定系统响应速度和影像数据安全性的重要因素,选用存储介质时应综合考虑存储影像数据的总容量、影像诊断和会诊要求的影像调用频率等。目前能满足存储要求的数据仓库主要有光盘库(CD/DVD)、数字磁带库、磁光盘库和磁盘阵列(RAID)等,通常包含几种存储媒介,如磁光盘(MOD)、磁硬盘、DLT 线性磁带库、RAM(高速缓存)、硬盘、RAID(磁盘阵列)和 WORM(一次写多次读光盘)等。

短期存储要求较高的数据传输和读取速率,以提供较好的数据保障。对在线浏览 30 天左右的住院患者影像资料,一般以大容量的磁盘阵列(RAID)硬盘作为存储介质。该硬盘容量高达 40GB 以上,可存储约 80000 幅图像。但磁盘阵列成本较高。

长期存储介质要考虑价格上的优势,而对速度要求不高(CD/DVD 光盘库、磁带库等介质离线存储),CD－R 具有价格低廉,存储时间长,存储容量大,如一张 CD 光盘可存储 2400 张 512×512 的图像,每一个光盘库可存放 100 张 CD－R/DVD 光盘,它是性价比最高的离线存储设备。

(三)影像显示和处理

影像工作站是影像科医师执行医学影像诊断过程操作的人机界面和影像软拷贝显示界面,其关键要求是显示分辨率。对显示器来说,影像的灰度阶越高,可获取的信息就越多。显示分辨率 ACR 标准主要有两类:大矩阵影像,适用于 CR、DR 以及胶片数字化仪产生的影像;小矩阵影像,适用于 CT、MR、RF,US 等影像。

德国柏林大学对医疗环境下多媒体工作站分为三类:第一类是用于进行诊断的,需有高解析度显示器;第二类是用于检查和观摩的,一般的高解晰度就能满足要求;第三类是用于图像处理和分析方面的,除了高解析度以外还要求友好的人机界面。

PACS 要求高分辨率、高亮度专业显示器作为应用和操作的界面,可显示检查、比较、堆栈、序列四种显示方式,显示矩阵可达 9 幅×9 幅,便于幻灯片制作,支持同屏幕分格显示多幅图像、多屏幕(2~8)和竖屏幕显示等模式,并支持数字电影方式回放。

影像服务器具有自动分发影像去目的地系统设计权限控制功能,提供多种书写诊断报告方式,自动调阅 HIS 中患者病历、医嘱、检验结果等相关信息,并从 Medvision 工作站、服务器、磁带库/光盘库中逐级调阅实时病患者图像和历史图像及相关信息。影像后处理工作站在医学影像归档与通信系统中授权任何 Medvision 工作站对医学影像进行多方式显示和三维重建等计算机图像后处理,从而辅助医师诊断,对显示分辨率无特殊的要求。影像处理功能如图像均衡、直方图、窗位、窗宽设定、连续调整、图像平滑处理边缘增强、对比度调节、降噪滤波、正负像旋转、伪彩色绘制与计算、任意角度旋转、图像定格、漫游、无级缩放、局部放大、参数显示、长度、角度、面积测量、CT 值坐标显示、添加、剪贴图形或文字标注、脱机测量和三维重建等功能。

(四)影像硬拷贝输出系统

胶片作为医学影像归档与通信系统影像数据输出的方式之一,会存在相当长的时期,即使在一个医院实现了无胶片化环境,但考虑外院会诊需要和患者要求影像拷贝的因素,需要医学影像归档与通信系统内有影像硬拷贝输出系统。输出方式通常有纸拷贝输出,如激光胶片打印机、常规激光打印机。影像打印服务器基本功能包括影像胶片和纸张打印、多信息(患者、影像、检查)打印、影像注释打印、支持专门或多模态打印。其作用是优化资源,减少相机实际使用数量,提高工作效率。

(五)影像的压缩

医学影像要求高分辨率(典型值为 2048×2048)和像素深度在 12～16 位以上。由于影像信息的数据量非常大,如一幅有 150000 个点的图像,如果每个点用 24 位表示,则每幅图像大小为 450KB,平均每个患者至少拍 20 幅,将产生 9MB 的数据。按照一个小型医院每天有 100 位患者保守计算,也有 900MB 的数据量,需要巨大的存储器容量,极大地增加了查询、调用数据库以及影像传输网络的负担。因此,医学图像的有效数据压缩对于节省存储介质和减轻网络负荷具有非常重要的作用。目前公认的影像压缩标准有 JPEG(joint photographic expert group,联合图像专家组)和 MPEG(moving picture expertgroup,运动图像专家组),适用于静止图像和运动图像的压缩编码。医学图像多为静止图像,应该根据 JPEG 标准来压缩。JPEG 可压缩数字 X 线图像、CT、MRI 等一切灰度图像及彩色图像,而且 JPEG 的另一个重要特征是它适用于 PACS。影像压缩分为有损压缩和无损压缩,无损压缩编码方法主要有 Huffman 编码、RICE 算法(RICE 为人名,RICE 无损压缩方法是由他提出的)、LZW 方法等。由于对影像压缩和解压的过程直接影响到医师调用医学影像的速度,因此对医学影像的压缩不仅要考虑其压缩比,而且要考虑其压缩和解压的速度。由于无损压缩的压缩比较小,常使用有损压缩的方法,其压缩比在 10～30。在不影响诊断的情况下,可以使用较高的压缩比。

(六)影像的传输

医学影像归档与通信系统是一个传输医学影像的计算机网络系统,是实现医院各个部门之间影像信息共享的基础。影像服务器提供与其他应用程序的接口，实现与影像设备或影像工作站之间的连接，同时也通过工作列表将患者信息直接发往影像设备工作控制台，实现 DICOM 文件和影像的传送、接收、转发、分发和调度等服务功能，并提供定时自动备份及自动还原功能。

影像传输的特点是影像数据量大，要求传输完整的数据和相关的描述与控制信息，利用 TCP/IP 上层服务提供消息交换功能，结合 DICOM 消息服务元素的操作，与相应的信息对象组合并构成服务对象，实现 PACS 所需的 DICOM 影像传输服务。PACS 系统传输影像要选择可靠性高的 TCP 协议，采用适合的传输码流数据架构。传输码数据架构一般由数据头信息、若干个数据包及数据尾信息等部分组成。传输码流数据传输时，首先传输的是数据头信息（它包括影像文件名、数据长度、影像信息、数据包的大小，其中头信息中的影像信息又是由影像的长、宽信息和像素深度组成），然后在发送端按照头信息中规定的大小将压缩码流打包传输。最后传输结尾标志，告诉双方影像已传输完毕。一般采用点对多点的医学影像传输模式，可以支持影像服务器和多个医师工作站相连接，同时上传和下载医学影像。

（1）医学影像服务器端应用程序在一个双方已知的地址监听医师工作站对服务器的请求，它平时一直处于休眠状态，直到一个客户对这个服务器的地址发出连接请求时，服务程序被"唤醒"并开始为客户提供服务。服务器端首先设置自己的固定侦听端口，然后进行侦听。当医师工作站请求连接时，首先检索服务器端的 IP 地址列表来判断该医师工作站是否为合法用户。若为非法用户，则拒绝请求，继续侦听；若为合法用户，则接受该请求并开辟一个新的线程，分配一个新的端口来和医师工作站建立连接并传输数据。传输服务完成后，在医师工作站的请求下，服务器断开连接。当服务器作为接收用时，需设置侦听端口并处于侦听状态；当服务器作为发送用时，需设置接收方的 IP 地址和端口号。

（2）当医师工作站为主呼叫方时，建立连接以后由医师工作站将采集到的影像数据进行压缩后上传，或者从医学影像服务器下载医学影像，并在医师工作站端进行解压处理和显示。在医师工作站端，首先呼叫医学影像服务器，被接受后建立连接并传输数据，传输结束断开连接。影像传输时，可选择单幅传输，也可一次选择多幅进行传输。由服务器上传或下载一幅平均大小为 4MB 的压缩影像只需 4～5 秒，能够满足系统对传输实时性的要求。

第二节　检验信息化

检验信息系统简称 LIS(laboratory lnformation system)，是指用计算机网络和信息技术，实现临床实验室业务信息和管理信息的采集、存储、处理、传输、查询，并提供分析及诊断支持的信息管理系统。信息系统的信息输入、输出方式趋于多样化，数据分析处理的能力不断增强。

一、概述

LIS 系统即实验室(检验科)信息系统，它是医院信息管理的重要组成部分之一，自从人类社会进入信息时代，信息技术的迅速发展加快了各行各业现代化与信息化的进程。LIS 系统逐步采用了智能辅助功能来处理大信息量的检验工作，即 LIS 系统不仅是自动接收检验数据、打印检验报告、系统保存检验信息的工具，而且可根据实验室的需要实现智能辅助功能。随着信息技术的不断发展，人工智能在 LIS 系统中的应用也越来越广泛。

二、检验信息系统的技术基础

(一)标准化技术

目前，国外主要采用 HL7 标准规范实验室数据格式和数据交换，同时支持现行的各种编码标准，如 ICD-9 JCD-10、SNOMED 等，国内研发的 LIS 系统部分满足 HL7 标准，也有基于 XML 技术的检验信息系统的研发，但其接口软件的可重用性、可理解性、可维护性和可修改性等还存在较大差距，这也成为当前我国 LIS 开发和应用的瓶颈。

(二)数据库技术

国内广泛应用第三代数据库系统的关系模型，大中型关系数据库包括 IBM DB2、Oracle、SQL Server、Sybase、Informix 等，常用的小型数据库有 Access、Pradox、Foxpro 等。随着面向对象的数据库迅速发展，许多国外的公司采用 Cache 等第四代数据库系统编制简单的 LIS 系统。

(三)条形码技术

条形码是将宽度不等的多个黑条和空白按照一定的编码规则排列,用以表达一组信息的图形标识符。常见的条形码是由反射率相差很大的黑条(简称条)和白条(简称空)排成的平行线图案。条形码可以标出物品的生产国、制造厂家、商品名称、生产日期、邮件起止地点、类别等许多信息。在检验信息系统中,条形码技术得到了广泛应用,许多检验标本都被贴上条形码以标示信息。

在抽血、送检标本时,通过刷取就诊卡、医保卡、申请单等医生开具的检查单医嘱,即可打印使用条形码。

三、检验信息系统的特点

(1)条形码处理方式全流程的支持,打造全自动生化实验室。

(2)开放的接口架构,与医院 HIS 系统无缝联结。

(3)特有的漏费管理流程,避免小收费、大检查现象,坚决杜绝漏费情况。

(4)进行财务趋势分析、工作量分析统计,准确了解实验室收支状况。

(5)试剂分析,通过采购申请、采购出库、申请出库、月和季盘点、月和季统计等各个环节实时掌握试剂消耗情况。独有的库存量预警功能,杜绝试剂零库存风险。

(6)仪器管理,详细记录检验仪器工作状态、维护日志、检修日志等信息。

(7)实时进行工作监察,准确掌握每一个检验医生、每一台检验设备的工作状态。

(8)有值班安排、考勤管理、工资管理等模块,使主任工作管理得以顺利进行。

(9)严格的权限控制,灵活的权限分配方法,支持以角色的形式来定义不同的用户权限。

(10)协助建立独立的采样中心,改善采样环境,通过排队叫号系统缩短病人采样时间。

四、检验信息系统的结构

检验信息系统集成了检验科的工作流程,实现了临床实验检验业务的自动化和信息化,包括检验申请,病人准备,病人识别,临床标本的采集、运送、保存、处理、检测,检验结果的确认、解释、报告等全过程的信息化管理。

实验项目的基本信息可以从 HIS 中获取,也可由实验室内部互联网完成,即各种实验仪器将检验后的信息通过工作站进入 LIS 服务器,LIS 服务器对数据进行处理后,将处理结果与 HIS 系统进行数据共享,供 HIS 系统终端获取 LIS 结果。生化、血常规、细菌、免疫等工作站也可以接收来自服务器的处理信息,并进行打印输出。

检验信息系统的工作模式一般采用 C/S 或 B/S 模式,与数据库体系建立局域网,且具有分布式处理的特征。网络的拓扑结构采用总线或星形连接。网络平台可以是 Windows Server,也可以是 Unix 或 Linux 系统。在仪器与计算机通信方面采用 RS-232 标准数据通信接口,为 LIS 的建立提供相应的硬件基础。

检验信息系统功能一般由各个功能模块组成。

(一)检验工作站

检验工作站是 LIS 最大的应用模块,是检验技师的主要工作平台。负责日常数据处理工作,包括标本采集、标本数据接收、数据处理、报告审核、报告发布、报告查询等日常功能。

(二)医生工作站

医生工作站主要用于病人信息浏览、历史数据比较、历史数据查询等。它可使医生在检验结果报告出来之后第一时间得到病人的检查结果,还可对同一个病人的结果进行比较,并显示其变化曲线。

(三)护士工作站

护士工作站具有标本接收、生成回执、条码打印、标本分发、报告单查询和打印等功能。

(四)审核工作站

审核工作站主要的功能是漏费管理的稽查,包括仪器日志查询分析、急诊体检特批等特殊号码的发放及使用情况查询与审核、正常收费信息的管理等功能。该功能可以有效控制人情检查和私收费用现象。

（五）血库管理

血库管理具有血液的出入库管理（包括报废、返回血站等的处理）、输血管理（包括申请单管理、输血常规管理、配血管理、发血管理）等功能。

（六）试剂管理子系统

试剂管理子系统具有试剂入库、试剂出库、试剂报损、采购订单、库存报警、出入库查询等功能。

（七）主任管理工作站

主任管理工作站主要用于员工工作监察、员工档案管理、值班安排、考勤管理、工资管理、工作量统计分析、财务趋势分析等。

五、检验信息系统的功能

尽管开发者的方法和风格各不相同，但目前国内的 LIS 一般都具有下列功能。

（一）数据采集

检验信息系统自动采集、接收分析仪器发出的试验数据，并与前台输入的病人资料相对应组成数据库。

（二）资料录入

资料录入包括病人基本资料录入和编辑，以及手工测定结果的录入和编辑等。

（三）报告打印

检验信息系统实现英文报告的中文化处理，并按统一、固定格式打印各种检验报告单。可提供完整的病人资料、标本状态、结果、单位、参考值（自动套用不同性别和年龄段的参考值范围）以及超出参考范围的标记等内容。

（四）统计学处理

对检验数据作一定的统计学处理，如对某些项目的一批结果进行病人数据均值（PDM）的统计，以观察是否存在严重的系统误差。

（五）实时监测

检验信息系统在任意工作站上可以随时对系统中任意仪器的测定结果进行实时监测，以便及时发现问题并进行处理。对结果实现电子化查询，采用 SQL 查询技术，以单一条件或多条件组合方式进行检验结果的模糊查询，具有快速、准确、方便的特点。

（六）质量控制系统

检验信息系统可自动接收或手工录入质控数据，并根据相应的规则显示和打印质控图。

（七）自动计费

检验信息系统对完成检查的各种项目实现自动计费，避免漏收或错收。

（八）统计报表

检验信息系统可随时生成多种形式的工作量、收费、设备使用情况、试剂消耗等各种报表，加强科室的管理。病人结果历史数据对比：在审核报告时，系统可以自动调出同一病人最近测定的结果或所有历史测定结果供审核者对比观察，引起审核者注意，促使审核者判断导致误差的原因，以减少差错的发生。

（九）病人结果动态图

检验信息系统可提供病人连续测定结果的动态趋势图。

（十）结果长期保存

病人资料和结果可长期保存，保存量只受硬盘容量的限制，容量满了时可更换新硬盘甚至可以刻录成光盘保存。

(十一)数据实时共享

以 10～100 Mb/s 速率以太网卡建立的 LIS,各工作站可对同一病人资料和结果进行录入、观察、编辑、查询、打印等操作,实现数据的实时共享。

(十二)管理功能

检验信息系统有完善的科室人事管理、试剂和仪器设备管理功能。

(十三)电子考勤系统

每个操作者可以在任意工作站凭编号和密码签到,方便科主任随时了解科室人员动态。

(十四)自动识别系统

检验信息系统标本的条码化管理能实现标本信息的自动识别。

(十五)与病区联网

与病区或门诊的医院信息系统相连,HIS 上各客户端均可实时共享 LIS 的信息。

六、检验信息系统工作流的实现

(一)临床检验工作流程解析

1.门急诊患者检验的基本流程

(1)医生开具检验申请单。

如果医院已经配备了门诊医生工作站,并且完成了与 LIS 的系统集成,则医生将直接在门诊医生工作站上完成检验申请单的电子化,然后打印检验申请单(如果医院实行了检验无纸化,则只向患者提供导诊单)。

(2)患者缴纳检验费。

收款员依据患者 ID 调出待缴费的项目并完成收费。如果医院建立了门诊预交金体制,则此步骤也可在门诊医生工作站完成,从而简化就医流程。

（3）采样。

多数检验需护士采样（如血液化验），某些检验也可患者自己采样（如尿液化验）。采样过程中完成样本与样本标志（通用条形码）的关联至关重要，标志样本的条形码既可现场打印，也可以使用预先贴在样本容器上的条形码。

（4）送检验申请单和样本到检验科。

通常由护士、检验人员或患者将检验申请单和样本送至检验科。一些医院设置了真空传送系统，但较高的运行成本妨碍了它在国内医院的推广。

（5）检验技师核收样本。

这是门、急诊检验流程中的一个重要环节，如果医生已经在门诊医生工作站上完成了检验申请单的电子化，则检验技师只需扫描检验申请单或样本容器上的条形码（或输入患者 ID）即可从门诊系统中读出相应的检验申请单。但是，如果医院尚未启用门诊医生工作站，则检验技师就必须在核收样本的同时将检验申请单录入 LIS，以实现检验申请单的电子化。调出电子化检验申请单的同时，LIS 将自动生成一个样本试验号码。检验技师需将样本试验号抄录到样本标签上，然后确认接收，并在适当时候打印出工作任务单，以便上机化验。

（6）化验样本。

检验技师使用仪器（或者手工操作）化验样本。

（7）接收分析结果。

如果检验仪器具备数据输出端口，检验结果将由联机电脑自动接收。否则，化验结果只能由检验技师手工录入计算机。当然，对于手工化验的结果，也只能由检验技师手工录入。

（8）检验技师审核检验结果。

检验技师在正式发布检验报告前必须对检验结果加以审核，倘若无误，将对检验结果予以确认。如果出现异常数值，可根据需要对样本重新进行分析。

（9）输出检验报告。

检验技师正式发布检验报告，既可在检验科打印检验报告后送至门诊部，也可由门诊部的电脑进行远程打印。

2.住院患者检验的基本流程

（1）医生开具检验申请。

如果医院病房仅有护士工作站，则由医生开具检验医嘱，而由护士将医嘱录入计算机并完成检验申请单的电子化。倘若病房已有医生工作站，则医生可直接在医生工作站上开具检验医嘱并生成电子化的检验申请单,而护士只需在护士站接收医嘱(包括电子化的检验申请单)。电子化检验申请单生成后,由护士将它打印出来。当然,为了实现无纸化,也可只打印条形码并将其贴在样本容器上。

(2)护士采样。

护士应把标志样本的条形码打印出来并粘贴在样本容器上(如果使用预置条码,则须扫描该条码以完成与检验信息的关联),然后依据打印的检验申请单采集样本,同时记录采样人和采样的日期、时间。如果已经实现了移动护理,也可在患者床旁使用个人数字助理(personal digital assistant,PDA)直接扫描条形码确认相关信息后采样。

(3)传送检验申请和样本到检验科。

大多数医院由护士、检验技师或专职人员负责送样,但也有少数医院使用了真空传送系统一类的传输装置来完成这一工作。

(4)检验技师核收样本。

检验技师接收样本时可直接扫描样本容器上的条形码(或输入患者 ID)调出相应的电子化检验申请单,检查所采样本是否与检验申请相符,以及样本是否符合检验要求(比如有无溶血)。倘若医院尚无住院系统,那么检验技师只能在核收样本的同时将医生所开检验申请单录入 LIS,以实现检验申请单的电子化。电子化检验申请单被调出时,LIS 将自动为它分配一个样本试验号码。检验技师需将样本试验号抄录到样本标签上,然后确认接收,并在适当时候打印出工作任务单,以便上机化验。

(5)计费。

通常,可选择在以下三个环节之一完成检验计费:①医生开具检验申请;②检验技师核收样本;③输出检验报告。

如果选择在第一个环节完成检验计费,杜绝检验漏费将是其主要优点。但当患者病情改变时,容易因医嘱变化而增加退费。如果选择在第三个环节完成检验计费,则与第一种情况相反:因医嘱改变导致的退费倒是没有了,但如果患者在检验报告发布之前出院,就会产生漏费。选择在第二个环节完成检验计费是两种情况的折中:一旦检验技师核收了检验样本,就意味着开始执行化验操作,这时将不再允许撤销检验医嘱(退费);而且,开始执行化验操作即计费也避免了因患者提前出院导致的漏费。因此,大多数医院选择在检验技师核收样本时完成检验计费。

（6）化验样本。

检验技师使用仪器（有些项目需要手工操作）化验样本。

（7）接收分析结果。

所有手工化验的结果，均由检验技师手工录入计算机。对于不具备数据输出端口的检验仪器，其化验结果也只能手工录入。而那些具备数据输出端口的检验仪器，化验结果将由联机电脑自动接收。

（8）检验技师审核检验结果。

正式发布检验报告之前，检验技师应对检验结果进行审核：如果没有不合理数据出现，即对检验结果予以确认。否则，可详细检查各操作环节有何异常，必要时可重新对样本进行化验。

（9）输出检验报告。

检验结果审核通过后即正式发布检验报告，检验报告将由检验科打印后送至病房。当然，检验报告发布后，医生和护士可在病房医生或护士工作站上直接调阅相应的检验结果，也可在本地直接打印检验报告单。

3. 打印条码与预置条码的比较

作为成熟、价廉的标志技术，条形码在 LIS 中得到了普遍应用。当前用于标志检验样本条形码不外乎两类，即"打印条码"和"预置条码"。

（1）打印条码。

打印条码是在采集样本时将所需要的标志信息打印在条码上并现场粘贴在容器表面，从而建立起检验信息与特定容器的对应关系。由于条码在医嘱生成后打印，因此易于提供详尽的患者信息，如患者的姓名、性别、ID、病案号、病区和床位信息、标本类型、采集方法甚至检验项目等，不仅方便操作人员核对，也利于样本的后期管理。再者，打印条码多采用碳带热转印技术，耐腐蚀，较适合实验室环境下使用。使用打印条码的主要缺陷是，硬件投入大，且粘贴条码时须仔细，若不端正则可能造成仪器识别困难。

一般认为，打印条码有助于检验科建立全面质量管理体系，比较符合 LIS 的发展方向，应当作为检验样本条码化管理的首选方案。

（2）预置条码。

预置条码是厂家预先印刷并粘贴在容器表面的条码。在采集样本时可通过扫描容器表面的条码完成检验信息与特定容器的关联。其主要优点是可以批量生产，成本低廉，且粘贴规范，便于仪器识别。缺点是信息量小，对建立全面质量管理体系帮助有限。由于条码是预先印刷的,因此只能有条形码和编号,无法提供患者的详尽信息。既不便于操作人员核对,也无助于样本的后期管理。从某种意义上讲,使用预置条码只能是检验样本条码化管理的过渡性方案。

(二)LIS工作流

1.标本登记

LIS能实现检验标本登记/录入自动化,并接入医院的现有HIS,在两者中的任一情况下,自动从以往服务过的患者数据中检索、录入相关资料信息,在医生工作站、护士工作站等医院各个工作站完成标本登记及条码打印的工作,相关人员将已经贴好条码的标本送往检验科。

2.标本流管理

(1)标本接收。

①接收者在接收标本时候,通过读取试管上的条形码,记录接收时间和接收人员。②能够打印出所接收的标本清单列表。③对于不合格标本的回退和记录处理。④显示申请单所处状态(系统将其状态分为四种,即未收费,未采样状态;已收费,已采样状态;已接收,已产生结果但未审核;已审核)。对于未收费的申请是否能进入检验流程要设置开关,并有权限控制。⑤有针对住院患者的记账功能。

(2)标本后处理。

已经完成检验的标本进行统一存放,采用条形码记录标本存放的具体位置,并能快速查找到所需的标本(例如:需要复查的标本、暂存待处理的标本)。

(3)检验单时间点控制。

可对标本所在状态实时管理,时间节点主要分为医嘱时间、采样时间、送检时间、接收时间、核收时间、核准时间、打印时间等。

3.临床检验涵盖的业务

(1)临床化学、临床免疫学、血凝试验。

系统要具有临床化学、临床免疫学、血凝试验模块,提供了临床化学、临床免疫学、血凝试验专业的各项检验、结果编辑、报告处理等多项功能。

(2)临床血液学、流式细胞学。

系统的临床血液学检验模块,要提供临床血液学专业的各项检验、结果编辑、报告处理等多项功能。

（3）临床体液检验。

系统的临床体液检验模块,要提供临床体液检验专业的各项检验、结果编辑、报告处理等多项功能。临床体液检验包括尿检、粪检、胃液分析、脑脊液检查、精液检查、前列腺液检查、阴道分泌物检查、浆膜腔积液检查、毒品五项分析等检测,每项检测均有各自不同的工作界面。

（4）临床微生物学。

微生物（细菌）培养业务处理:系统根据医院检验设备的接口功能提供两种处理方式。检验设备带有标准 RS232C 接口,系统直接获取设备产生的检验结果数据,自动生成检验报告单;在检验设备提供非标准接口,使设备数据无法导入系统的检验报告中时,系统提供检验结果的录入功能。

（5）血气分析。

系统的血气分析模块,要提供血气分析项目检验结果的编辑、修改及批准发出检验报告的各项功能。

（6）免疫检验。

系统识别条形码同时确认对应检验样本号,寻找对应的检验设备,锁定检验日期,进行检验结果的录入工作。查询确认检验样本和项目,并与系统提示患者临床基本信息进行对照,对检验结果无缝连接设备直接传递结果,进行审核、确认传给临床科室;没有实现与检验设备无缝对接时,需根据最终检验结果提示,进行手工录入,形成完整检验报告单,传递给临床科室。

4.报告审核和打印

（1）报告审核。

①提供检验数据审核及检验报告审核;②自动列出该患者相同检验项目以前的检验结果,方便审核人员比较;③对认为不准确的结果进行复查,并对复查项目进行自动标记;④用户可以自定义样本的审核条件;⑤对未通过审核条件的样本,将提示原因;⑥检验人员可以对未通过审核的样本进行复检;⑦如果样本结果的确异常,检验人员也可以进行强制审核通过;⑧在特定权限下能够提供反审核功能;⑨能够在系统内调用患者临床相关信息（如医嘱、病历等）;⑩保留修改过项目的原始数据,便于进行质量分析。

（2）报告发布及打印。

①把患者检验报告摘入电子病历中,为形成完整的电子病历提供数字基础;

②门诊支持自助取单,患者自助取单时只能打印一次,如果没产生检验结果则可以提示患者;③门诊咨询处设检验报告复印、打印处;④临床医生除了能看到项目检验结果和图形,还能看到临床意义。对于进行过复查的项目,自动加上复查标志,此标志同时也出现在报告单上,方便提示临床医生,告知该检验项目已经复查;⑤系统将同一患者不同标本的检验项目合并到一张检验单中,以便于打印、发布和查阅报告;⑥经审核的报告单,临床医生可以自行打印;⑦没有交费的检验报告不打印,特殊情况需要打印则要有权限批准。

5.质量控制

仪器的质控管理是对检验仪器设备是否能够正常运行的一次检验,关系到检验结果是否正确。因此每天的质控情况应当有所管理,LIS系统中质控管理包括以下内容。

(1)质控图像。

每天对检验仪器进行质控时,我们可以按照检验科室的要求对低、中、高三种浓度的操作进行质控曲线的处理,也可以只做一个水平的曲线处理。

(2)质控数据。

可以通过权限来进行控制,只有具备权限的人才能够处理质控数据,而且可以控制没有核准的质控数据,但不可以打印出图和表格。

(3)质控规则和质控物。

①定义质控项目的质控数量为1~30;②设置质控的靶值和标准差(靶值和标准差可以通过一段时间内的均值和标准差计算获得);③设置质控规则,LIS提供了Westgard规则和Crubbs规则;④对于每个批号的质控来说质控物可能存在不同,则每次在更换试剂的时候都要来维护质控物信息。

(4)失控报告。

为检验科提供了质控中存在的问题和改进方法。

(5)质控数据汇总。

①质控数据月汇总报告;②质控数据月度分析。

(6)质控数据相关性分析。

相关性分析是指一台仪器或多台仪器对于不同的试验方法进行相关性分析验证的一个试验,待实际试验完成后,用户可以对应检验日期、检验仪器、检验项目和样本的选取方法(随机选取,指定样本号选取),然后进行相关性分析,进而可以得到对应的斜率、截距、相关系数、对应的分析样本数量等信息,为验证仪器的检验有效性提供实验依据。

（7）仪器间项目比较。

①不同仪器质控数据比较；②不同仪器普通数据比较；③不同仪器质控数据汇总比较；④不同仪器普通数据汇总比较。

6.数据统计查询分析

（1）查询统计。

①检验人员可以根据多条件组合（患者信息、临床信息、时间范围、操作人员等），来查询样本的检验结果，也可以导入 Excel 电子表格形成检验工作列表，以备存档；②用户可以自定义检验项目的阳性范围，查询得到在此范围内的样本列表；③可以查询任意时间段内样本的复检情况；④对于多次检验相同项目的患者，可以对这些项目进行对比分析，描绘出一条变化曲线，以便观察病情变化情况；⑤查询检验结果变化超过×‰或阴阳性转换的患者；⑥得到标本送达检验科的时间，得到已发出的报告单列表；⑦查询标本的申请时间、采样时间、化验室接收时间、审核时间和发布时间；⑧得到样本号和条形码之间对应关系的列表；⑨可以通过多条件的组合得到任意时间段内收入和支出情况；⑩系统对用户修改型操作都做了日志记录，用户可以通过此查询来得到此日志记录，从而增强了系统的安全性。

（2）统计分析。

①可以对不同仪器，相同检验项目之间检验结果的比对情况进行统计；②对任意时间段内某一检验项目的均值和（1 倍、2 倍、3 倍）标准差之间的统计；③对任意检验时间段内检验项目的相关性统计；④检验项目的 ROC（接收者操作特征曲线）统计。

7.试剂管理

（1）试剂卡片管理。

①确定试剂的所属类型、规格、基本单位、价格、供应商和厂家等信息；②确定试剂和仪器项目之间关系，以及每次测试用量；③确定试剂在不同库存地点的包装单位，并且定义不同包装之间的数量转换关系。

（2）试剂出入库管理。

①记录入库试剂的提供者和入库地点；②记录出库地点、试剂类型、批号和出库数量，并且系统自动递减该批号试剂现存量；③记录出入库试剂的数量和批号；

④记录本次出入库的制单人、复核人、经办人和备注;⑤根据仪器项目每次测试用量和测试的数量,来自动计算出试剂的总用量,并做出库处理;⑥对库存试剂报损应留下记录,包括执行人、审核人、执行日期、执行原因,系统将自动递减该报损批号试剂的现存量;⑦可以对出入库单进行查询、修改、删除等操作。

(3)有效期管理。

①根据库存地点、试剂名称和类型,查询在某个时间点上即将过期的试剂列表;②提供各种试剂的入库时间和出库数量及现有结存量;③可以设置临近失效期,如达到一定天数就自动报警。

(4)查询统计。

①试剂用量分析,根据检验业务统计出任意时间段内各种试剂的测试数量,根据试剂的每次测试用量来得到该时间段内试剂的正常消耗量;②台账管理可以组合试剂名称、批号、类型、时间段和出入库地点等查询条件,对各类事务的流水账进行快速查询;③月总账管理试剂,月总账统计主要统计条件有库存地点、试剂种类、起始日期、终止日期;④通过库结存管理可以得到月初结存、月中发生数和月终结存数;⑤可以设置库存下限,当库存低于下限时,系统自动报警。

(5)采购计划管理。

①统计试剂的现结存量与试剂卡片中的最低结存量进行比较;②有利于管理人员制订及时、准确的采购计划,合理安排资源。

8. 主任管理

(1)人员权限管理。

①对科室人员的自然情况、角色,可登录小组的内容进行管理;②能够进行科室人员工作量统计。

(2)文档管理。

①记录各类文档的类型、编号、主题、创建人、内容、存档位置等信息;②提供查询和修改功能。

9. 设备管理

(1)记录仪器名称、安装使用时间、维修时间、故障原因、维修单位及维修费用等维修事件记录。

(2)可以对维修费用在一定的时间段进行费用的分摊,便于仪器的成本核算。

(3)提供对仪器设备维修事件的查询。

(4)仪器收支统计的数据依据:在一定时间段内,仪器收入、仪器成本、仪器维修的成本等。

(5)根据仪器的收支情况系统自动计算仪器的收支比率。

(6)用图形来直观地表示仪器在一定时间段的收支比率变化。

(7)管理人员可以实时对仪器工作状态进行监控。

10.科室排班

(1)排班条件是科室及其成员、时间段。

(2)可以进行查询、修改和删除。

(3)排班计划可以自动生成 Excel 文档。

第六章 医院档案信息化

第一节 医院体检档案信息化建设

一、健康测量概述

(一)健康测量的概念及健康测量维度

健康测量是指一种经过医科技术方式和手法对健康做以客观或主观的测量考核过程。测量的手段多是引用主观量表和客观的监测医疗设备相互配合的方法。健康的维度测量则是依据健康多量度的理念及含义要点对其施行相关标准量化评价,也就是依据相应的客观规律,按照监测目标的性质特征,以数字来量化健康维度和有关的目标或征兆。这是一种质的飞跃,从以前对病患的反式监测到以健康为要点的多角度正相监测;从对生物体成分的单一测量逐步面向至对内心、做法和生活要点的综合性测量。

随着信息化时代的发展,健康管理系统不断完善,人们对于健康概念的研究不断深入,健康测量维度也在经历着不断的变化。

1.单维健康

单维健康是设立在古老生物形式之上的健康观及思维模式。很多人至今仍有这样一种观点:没有患病或者没有通过医疗监测发现患病就是健康。这只是对健康单一的认知,既不全面也不具体,不能成为如今健康测量及数据管理的核心体现。

2.三维健康

三维健康从内心、肌体以及环境协调能力多个层面来全面表述健康的多角度理念。这个观点是世界卫生组织于1984年首次提出的。这一突破性的发展使单维健康维度概念产生了质的转变,应对了"现代生物—社会—心理医学模式"的要求,从而影响了半个世纪的健康概念。

3. 多维健康

有学者重新定义了健康维度的范围,这其中包括:生理维度、情绪维度、社会维度、环境维度、智力维度、精神维度、职业维度七种。

(二)健康体检测量的基本方法

体检测量是目前针对健康信息采集的重要过程,这其中分为主观采集法和客观采集法。健康调查问卷、体检咨询以及医生问询等均属于主观采集法;而借助医疗设备、仪器监测对体征指标数据进行记录的过程属于信息的客观采集法。

具体的仪器检测技术包括心理健康监测技术、生理信号监测技术、社会适应性监测技术、健康危害因素监测估算技术、心身负担状况监测技术、中医健康辨识技术等。健康检测技术则包括携带式健康检测技术、可穿着式健康检测技术、信息化健康检测技术、一式化健康信息搜聚技术、健康危害因素检测跟踪技术等。

二、体检档案信息化整合系统的集合设计

(一)系统核心功能模块设计

系统核心功能模块分为三大模块:前台登录注册模块、后台核心录入查核模块、数据查询统计分析模块。这三大模块是对基本模块的整合和归纳。前台登录注册模块包括档案系统首页登录、检查化验结果询核。后台核心录入查核模块包括检查检验结论录入、检查检验结果查核、检查检验结果调询、体检项目管理、用户信息整理。数据查询统计分析模块包括患者的疾病数据情况累计后的统计、根据统计结果做具体的项目分析、体检数据的调出使用以及健康或疾病信息的统一汇总运用。

首次使用体检档案信息管理系统时进行用户注册,系统维护管理员或项目管理员会仔细核对其用户信息,并及时给予相关权限;录入人员注册成功并取得用户权限后,录入人员开始录入体检化验结果和检查结果,依次经过归类分项、结果录入、结果核查三个阶段;审核人员对录入人员提交的结论和数据进行相关审核,依次经过初级审批(初审)、主检提交、终极审批(终审)、审批结项四个阶段,在各个阶段中若审核的结论或数据不符合原始化验单或报告,则退回前一阶段的审核,并提交修改意见给相应的录入人员;学科负责人可以在相应的报告结论信息

栏和检验信息报告查询界面查询到体检结果的详细数据信息；管理员用户可在数据项目管理模块和用户信息管理模块对检验项目和用户实施相关管理。

在这些步骤之后，体检信息数据库留存的信息已经充足，这样就可以根据患者的不同需求以及医学的不同用处来归纳统计不同疾病的发生模式、条件状况、疾病特点，并做数据源的项目分析，达到预防、控制各种疾病的目的。同时，如果患者需要到外地甚至国外体检，体检数据信息库也能够满足各种数据需求。

（二）系统数据库设计

1.概念结构设计

体检档案信息化整合系统使用的数据库是 MySQL，其数据库的生成和维护工具采用的是 Navicat Premium，Navicat Premium 高级版是技术领先的数据建模开发平台，可以用来生成和维护数据库，以便于高效地实现可视化数据结构，使数据操作更加简便、易于操作，也便于数据库的后期维护及备份。

根据本系统的相关分析，主要的实体有：管理员本体、录入职员、查核职员、结论实体、数据实体。下面对各本体及其本体间的关系进行讨论：第一，录入人员的录入体检信息与结论间、与数据间同时存在着一对多的实体关系，一个录入人员可以同时录入多个不同的结论或数据，为了保证结论和数据都能够顺利完成，同一个结论或数据允许被多个录入人员同时申报。第二，录入人员录入的体检信息和审核人员审核的体检信息被多个管理员分配权限，同时一个管理员管理多个录入人员和审核人员，结论和数据与管理员间则存在着多对多的关系。第三，数据统计的成果与信息汇总后的结论和数据审核之间的关系，一个统计成果是通过审核多个不同的结论或数据得来的，属于一对多的关系。

2.数据表设计

建立体检档案信息数据库的必要条件之一就是进行逻辑肩框设计。将概念肩框设计的 E-R 图变换成和数据模型相辅相成的逻辑架构。

（1）用户信息表。

用户信息表包括人员编号、姓名、密码、确认密码、性别、出生日期、工作机关编码、科室编码、职务编码、职称编码，身份 ID 号、邮箱、移动固话号、图片和简介等字段信息。其中用户编号字段的类型为 Int，主要用于添加用户，使其唯一区分开不同的用户,并且可以作为外键与其他相关表取得联系。姓名字段归为 Varchar,用于显示储存用户姓名,可作为用户登录系统的登录名。密码字段的类型为 Varchar,表示密码,登录系统时需要使用检验。医疗机构编号字段类型为 Int,用于和医疗机构信息表进行连接,显示用户所属医疗机构,其他字段信息与之前阐述内容相类似。

(2)管理员信息表。

管理者信息表包含管理者编号、用户名称、私人密码、权利范畴等信息。其中管理员编号字段的类型为 Int,用于唯一标示不同的管理员。用户姓名字段归为 Varchar,用于表示用户登录的登录名。密码字段归为 Varchar 类,用来表示用户登入密码。权限字段的也归为 Varchar,用作表示使用者权限。

(3)权限信息表。

权限信息表包括操作管限编号、管限名称等字段信息。其中操作管限编号字段的类型 Int,用于专有标示操作权限,用作权限信息表主键。权限名称字段的类型 Varchar,用于表示权限的名称。

(4)医疗机构信息表。

医疗机构信息表包含机构编号、机构名称等字段信息。其中机构编号字段的类型为 Int,用于表示机构编号,可以和用户信息表取得联系显示相关信息。机构名称字段的类型为 Varchar,用于显示机构具体名称。

(5)医院分科资料表。

医院分科资料表包含科室编码、科室称位等字段。其中科室编码字段的归类为 Varchar,是本表的主键,用于专有标示科室。分科名称字段为 Varchar 型,显示其科室名其中主要有内科、综外、眼科、五官科、口腔科和妇科。

(6)职务信息表。

职务资料表包含职务编码、职务职位,其中职务编码为职务信息表主键,唯一标示职务信息。职务名称字段的类型为 Varchar,用于显示职务名称。

(7)职称信息表。

职务信息表包含职务编码、职务职位等字段信息。其中职称编号字段的类型为 Int,唯一标示职称信息表。职称职位字段的归类为 Varchar,用于显示职称职位的详细信息。

(8)结论数据信息表。

结论数据信息表包含数据编码、数据形式、数据名称、涉及领域、数据字数、科别分类、数据类型、所用语言、所需时间、录入人员姓名、备注、数据状态、数据结论报告等字段信息。其中数据编号字段的类型是 Int,用于专有标示数据资料表为主键。数据名称字段为 Varchar 型,用于显示数据的具体名称。科室分类字段的类型为 Varchar,用于显示具体的检查科室,具体可表示为内科、外科、耳鼻喉科等。所需时间字段的类型为 Int,用于显示录入人员录入数据的所用时间,具体时间以分钟为单位。数据状态字段的类型为 Int,用于显示数据所处的录入审核状态。其他字段资料与之前阐述内容相近似,这里不做赘述。

（9）录入数据审核信息表。

录入数据审核信息表包含数据录入编号、数据编号、审核数据意见、终审意见、审核报告意见字段信息。其中数据申报编号为 Int 型。数据编号字段的类型为 Int,用于显示结论数据信息表的成果编号,可对数据信息表进行联系。审核数据意见字段的类型为 Varchar,用于显示审核人员对录入的数据进行审核,储存相关修改意见及建议。审核报告意见字段的类型为 Varchar,用于显示数据录入员已完成的相关档案录入后审核人员对数据进行各层级的审核,填写审核意见。审核负责人字段的类型为 Int,用于显示数据的具体核查人员。其他字段信息与之前阐述内容相类似。

三、查体档案信息系统的实现

(一)构筑查体档案信息网络平台

健康体检是一个持续的长期的针对个人健康的管理,医院应强化其检后服务,健康状况动态跟踪。健康服务平台是以健康为中心,查体档案为基础,为体检者提供连续、综合、有效的健康服务。建立查体档案网上查询系统,使得体检者能够及时便捷、准确地查询到个人当年和近几年内的体检报告和医生的相关建议。

(二)在规范上管理上下功夫,把好体检者的流通关

健康服务产业发展模式多样化,多数发展模式在运用国际健康服务先进理念的同时兼顾本单位的具体情况,为健康查体档案管理纷纷增添了专业的体检管理软件,其核心功能有查体档案的录入,体检报告的输出,查体档案的统计查询和对比分析及体检综述和建议的自动生成。该系统的使用可以规范查体档案管理,大大提高查体档案管理人员的工作效率,使查体档案的管理更加准确、全面、完美,能够明显地提高体检业务的竞争力。

为加速体检卫生服务的信息化建设,更好地为体检者提供方便、快捷而又有针对性的基础医疗服务,需做好完整齐全的个人资料及原始体检报告记录和准确无误的信息录入。因为准确的体检记录是建立和发展固定体检者队伍的信息来源,要获得准确、全面的信息,体检站的工作人员要认真核对每位来院体检者所填写登记的内容是否完整、如实、正确,只有这样才能确保准确地录入每条信息。

严格执行各项操作规程。由于体检者是质量保证体系中的开头部分,所以体检者从登记、填写、录入、整理,到归档都必须符合该系统规定的标准操作规程。体检者的基础资料录入全面,也是医生全面了解分析体检者个人及其家庭问题并做出正确决策的重要基础保证。同时也能为体检者提供有针对性和连续性的服务,为开展三级预防提供基础性资料,利用查体档案卫生资源,更好地开展健康教育,普及推广健康教育知识。

丰富的查询、统计、分析体检报告是以查体档案的管理为基础,系统可以输出面向个人、单位、体检中心三个方面的各种统计分析报告,通过建立查体档案能够了解体检者的整体健康状况,为医生诊断提供依据,可以了解和掌握体检者的疾病分类情况,通过流行病学调查得出危害健康的因素,从而能够有针对性地开展工作,有针对性地为体检者提供预防、治疗、保健、康复等多方位和卫生服务。

(三)采用现代化管理手段实现档案计算机微机管理

使用计算机管理,能使工作人员日常工作更加方便、快捷、规范,能提高工作效率,能为体检者提供更好的服务,快速、方便准确地找到要的数据。

把体检报告收集好,完整的查体档案可以反映健康的微小变化,建立一个完整的健康档案,体检报告无疑是最好的参考依据。

工作流程中应确保受体检者信息完整无缺。体检的整个流程包括各类检查单的发放,填写后再进行检查。例如,血液检查,从血液的采集到血液化验的分类、分项和收集及结果发放。检查报告要准确无误,档案管理人员要做到认真核查,严格核对,对于记录不完整的体检资料应跟踪反馈信息,对于没有按工作流程归档的资料,要做好记录,直到完整归档。

(四)在系统化管理上下功夫

档案管理的系统化是在规范化管理的基础上运用系统原理,依据现有系统设备,使录入和体检信息在系统内运行的一种模式,其目的是实现体检者信息在系统工程内的信息共享。

有效地实现了体检者完整档案的保留,便于开展健康教育、咨询、健康体检再次动员,通过现代化技术的筛选,对各项疾病的统计具有重要意义。不管是个人查体档案、单位体检报告集中管理,都能安全、系统地为体检者提供持续的个性化医疗服务,体检者可以登录自己的健康管理空间查看历次体检结果。

体检信息管理系统实现了体检业务管理的自动化、信息化、规范化,为体检者和体检单位提供完整的体检管理,对体检者体检情况进行全面记录和管理,实现体检业务过程的全面计算机化。建立健康档案管好健康档案是人人享有卫生保健的重要保障之一。

(五)以网络化管理为目标,让信息连接成为现实

档案管理的规范化和系统化,为体检信息的再利用奠定了良好基础。而网络化管理将成为体检者档案管理模式的发展目标。

在有条件的情况下,建立体检信息服务网站,充实和扩大其内容和范围,充分发挥体检信息的功能服务,来取得更多、更好、更广的社会效益。

以合作的方式,在技术成熟和各种条件允许情况下,通过网站系统在尊重体检者隐私的前提下,实现信息服务领域扩展的飞跃。

只有领导认识到位,从思想上重视档案管理工作,给予大力的关心和支持,增添大量的设备和更换医务人员,把好各项病历的书写关,档案管理人员、档案用户意识到位,才能真正把查体档案信息系统管理到位,发挥其真正的作用。

第二节　医院档案共享服务信息化建设

一、医疗档案信息的基本特点

(一)医疗档案的信息真实性

众所周知,患者个人的医疗档案信息不仅是司法鉴定的重要凭证,而且是医保取证的基础性材料,所以其真实性是医疗档案最重要的特点。

医疗档案在形成的过程中,如果存在任何与事实不符的信息,其也就失去了

应有的法律效力。医疗档案信息是指医务人员亲自书写并签名的关于患者各方面的检查、化验、影像信息以及临床诊疗方案。

初诊时根据患者自身的情况记录患者近期或长期的身体各方面的状态,医务人员如实地记录为病人诊治的全过程,保证日后对医疗档案信息的借鉴与利用。

(二)医疗档案信息的准确性

医疗档案在形成的过程中,不仅要具有真实性还要具有准确性。医疗档案信息的准确性包括两个方面。一方面,内容的准确性。患者在就医的过程中似乎都有这样的经历,医务人员书写的信息无法辨识,即使是其他的医务人员也很难辨识,这就容易引起不必要的问题,甚至会引起医疗纠纷。因此,医务人员在书写医疗档案信息时,一定要注意内容的准确性,字迹工整,文笔通顺,不得涂改。另一方面,医疗档案书写内容的准确性,诊断结果要依据多方面的检查结果。医务人员在书写患者医疗档案时,要根据患者各方面化验结果、影像报告、物理诊断等多方面综合信息确定执行医嘱,以保证医疗档案信息的准确性。

(三)医疗档案的信息集成性

医疗档案的信息是具有集成性的,所谓集成性就是强调患者医疗档案的形成,是需要一段时间的。患者到医疗机构就医,从挂号起,就在医疗机构信息系统自动生成专属患者自己的账号,初步形成医疗档案,接下来的一切检查报告、化验报告、医务人员的诊治过程都连续地记录到患者的医疗档案中,整个过程直到患者出院才会中止。患者出院后定期的复查,或者再次住院的信息都要记录在患者的医疗档案中。这就是医疗档案的集成性特点,该特点决定医疗档案在归档过程中,工作人员不遗漏,不归错,保证医疗档案信息的完整性。

(四)医疗档案的信息完整性

医疗档案的信息的集成性要求医疗档案信息具有完整性。恰恰因为一个完整的医疗档案的形成在时间上是无法确定的,医疗机构才要确定医疗档案信息是否完整连续,是否有遗漏,是否记录患者就医期间所有的报告、诊断、治疗方案,甚至家族病史、基础疾病史等。医疗档案某一方面内容的不完整直接影响到整个医疗档案,在医疗资料的利用过程中作用的体现,会使医疗档案的作用受到限制,给该医疗档案的利用、评价带来困难,所以说,医疗档案信息的完整性是极其重要的。

(五)医疗档案的对象专属性

医疗档案是一种以一个医疗机构为单位集中保存的档案信息类型,这种专属性在形成和利用过程中都有不同程度的体现。每一份独立的医疗档案只有唯一的主体,绝不能含有其他任何患者的信息,同一患者不同时期的医疗档案信息应当集中保管。医疗档案的对象专属性利于查找患者专属信息以及医保取证,伤残鉴定。

此外,医疗档案还具有依附载体形式的多样性与来源的广域性特点。第一,医疗档案信息依附载体形式多样性。患者医疗档案信息包括多方面的信息:化验报告——肝功能、血细胞分析、甲状腺功能、肾功等,影像报告——X线、磁共振、CT、心电报告等,还有临床诊断。第二,医疗档案来源广域性特点。目前,各大医疗机构的患者来源渠道主要分两种。一是患者自主到医疗机构就医;二是其他医疗机构转诊,此种形式患者主体的医疗档案信息的完整性更应得到医疗机构的注意。

二、医院医疗档案信息共享服务策略的系统基础

(一)临床信息系统

该系统是保障医疗卫生服务机构正常运转的重要保障系统,是实现医疗机构医疗信息系统的最原始的组件。其主要模块为在门诊工作中的挂号系统、收费系统、医生工作界面、护士工作界面、入院缴费系统、出院结算系统、药局输液室管理系统等。

(二)图像存储与传输系统

在医疗行为的实施过程中,通过各种数字化辅助检查设备,如 MRI、CT、X线等,其产生的检查结果为大信息量的数字化影像信息,这样就要求对其采集、存储、诊断、输出等大量信息处理必须有专门高效的信息处理系统。

(三)检验信息系统

在对临床采集的各种样本进行检验分析的过程中,为保证各步骤间的顺利进

行和完美契合,必须有一整套完整的,能够对各个步骤的平均处理时间做深入分析的系统,进而找出各检验步骤间的合理而又协调的规律,合理提高样本在处理环节上的运行效率。

(四)电子病历系统

医生可以通过该系统应用数字化手段记录患者在医疗过程中病情变化以及医疗过程,数字化病历管理可以使医生方便快捷地进行信息查询和既往病历数据统计。这既实现了病历管理形式的创新,更重要的是实现了医学信息的交流、为医疗档案价值的充分实现提供了一种高效的转化平台。

(五)临床数据分析系统

这是集临床数据采集、储存、分析整合、管理统计于一体的迎合复杂临床工作需要的系统。它不仅包含大量专业的临床数据,还积累了大量一线临床医学专家的时间经验共识。通过标准医学数据和临床专家的经验共识,系统能够为医护人员在医疗过程中准确提供病人和数据之间准确的关联信息提示,为患者提供及时合理的治疗,并能够满足临床数据统计分析的需求,为临床实践的科学研究提供高效平台。

(六)临床医疗与科研信息共享系统

医疗档案信息共享服务为医护人员及患者都提供了便利,它还有一个更有意义的价值在于把临床数据转化为科研数据。临床医疗与科研信息共享系统确保了医疗工作以及科研工作的高效进行,确保了研究信息采集的及时完整性以及数据信息处理的速度、深度和广度。

三、医疗档案信息共享服务策略的实践

(一)医院医疗档案信息共享服务网络

1.建立医疗档案信息共享网络

实现医疗机构医疗档案信息共享,关键是建立医疗档案信息共享网络以及维

护医疗档案信息共享网络信息安全。

（1）医疗机构内部。

要想实现医疗档案信息共享，首先必须完成医疗机构内部医疗档案信息的充分共享。

①科室层次。医疗行为的展开是通过各临床科室的具体工作实现的，根据各临床科室的工作特点配备专用的医疗信息记录系统，进行医疗工作的数据采集、归档、通讯、辅助诊断和工作流管理。其中包括病案管理系统、检验信息系统、检查信息系统、生命体征信息系统、病理信息系统、麻醉监护信息系统、重症监护信息系统、急诊急救信息系统、病房管理信息系统等。

②科际层次。各临床科室专用的医疗信息系统经过电子病历系统对于各临床科室专用的医疗信息的有机配置，把全院所有医疗数据进行统一的拆分与整合，把整合后的信息分配到全院各个职能科室的工作账户终端，进而完成病历的数字化采集、查询和管理。

多种智能化的配套专用软件可以对医嘱和处方录入与医疗规定及常规经验进行全面比对，极大地降低了误诊及错误处置的发生概率。将整合所有这些在科际层面和科室层面信息系统上的全部临床数据，互联至与责任医院管理和财务的HIS系统，信息化医院所有业务就会实现。这将为不同医疗机构之间实现医疗档案信息共享以及区域医疗信息共享网络的实现奠定平台。各类专门医疗信息系统的建立是信息化医疗机构的具体实施方案的基础。其设计和实现彼此之间数字化信息的良好拆分整合，是大数据时代数字化医疗体系得以落实的关键。医疗机构内部各医务人员随时随地输入患者的专属账号，即可查看患者所有医疗档案信息，从而减少了以往众多流程，节约了时间，提高了工作效率。

（2）不同医疗机构之间。

目前，医疗机构之间的医疗档案信息的共享由于技术水平、资金投入、法律约束力的欠缺，还处于启蒙阶段，在以往专家研究的基础上，初步建立了一种共享模式。该模式具有如下三个层次。

①同城不同医疗机构医疗档案的共享。由于地域的原因，患者一般在所居住的城市就诊的概率最大。依据患者病情的不同，医疗机构专长领域的不同，患者在几年的时间里，很可能去不同的医疗机构就医，就医期间所形成的医疗档案信息也相应地处于分散的保管。医务人员无法掌握患者以往的病史信息，从而加大治疗的难度。建立同一城市医疗档案的共享会解决这一问题。

②省内城市间医疗档案的共享。从目前来看，我国医疗资源分布不均衡，优

质医疗资源集中在大城市中的大型医疗机构。由于当地医疗水平的限制,一些患者不得不到省内大医疗机构就诊,如何获得患者真实、准确、完整的病史信息,是亟须解决的问题。省级医疗共享平台在实施起来比较复杂,需要患者、相关医务人员以及市级医疗档案信息共享服务平台相关工作人员的配合。此共享过程需要如下步骤。

a.患者向当地市级医疗机构共享平台提出申请(电子邮件、电话、网络平台留言均可)。

b.当地市级医疗机构相关工作人员将该患者的病史信息传递到省级医疗档案信息共享平台。

c.患者医疗机构就医。

d.相关医务人员在省级医疗档案信息共享服务平台输入患者在该市级医疗档案信息账号,查询相关病史信息。

e.医疗机构医疗档案信息平台将新形成的医疗信息储存并传送至省级信息平台,省级信息平台备份后,传送至所在城市的信息共享平台。

该程序是有些复杂,但总的来说还是利大于弊的,以省级医疗共享平台为媒介传递患者病史信息,而不是直接进入患者之前所处的市级医疗共享平台,从而避免全国大量信息交流的拥堵,也避免信息平台出现故障导致该市级信息平台的所有信息无法获取,做到了保护信息的安全。

③全国范围内各省间医疗档案的共享。基于同一城市与省内医疗档案信息共享服务平台的建设,全国范围内各省间三甲医院医疗档案信息的共享模式就比较简单,但是过程比较复杂。具体步骤如下。

a.患者向当地市级医疗机构共享平台提出申请(电子邮件、电话、网络平台留言均可)并提供自己所去医疗机构的省份。

b.当地市级医疗机构相关工作人员将该患者的病史信息传递到省级医疗档案信息共享平台。

c.当地省级医疗档案信息共享平台与患者即将前往的省级医疗档案信息共享平台取得联系,将患者的病史信息传递到该信息平台。

d.患者医疗机构就医。

e.相关医务人员在省级医疗档案信息共享服务平台输入患者医疗档案信息账号,并查询相关病史信息。

f.省级医疗机构医疗档案信息平台将新形成的医疗信息储存并传送至患者所在省份信息平台,省级信息平台备份后,传送至患者所在城市的信息共享平台。

2. 维护医疗档案信息共享网络信息安全

（1）影响医疗档案信息共享网络信息安全的因素。

一方面，威胁与攻击是医疗档案信息共享网络所面临的最主要问题。从一定程度上来说，医疗档案信息共享网络是一个相对开放性的网络，相关医务人员可以在任何时间和任何地点登录信息平台获取医疗档案信息。医疗档案信息平台数据资源的共享性与开放性使医疗档案信息共享平台面临着多种威胁和攻击。医疗档案信息共享网络所面临的威胁，不仅表现在网络安全威胁方面，也表现在管理、人员及系统自身的缺陷等方面。另一方面，医疗档案信息共享网络信息安全与很多因素有关。不仅包括医疗档案信息共享本身系统技术的因素、管理因素，还包括人为因素和环境因素。如地震、火灾、水灾、风暴、洪水、雷击等自然灾害都可以引起对医疗档案信息共享网络实体的破坏。当然医疗档案信息共享网络还受周边环境的影响，如电磁干扰、电压不稳、辐射、潮湿、高低温等。目前医疗档案信息共享网络安全威胁的主要因素是人为因素。例如，人为对医疗档案信息系统、数据、系统基础设施的破坏，由操作不规范引发的医疗档案共享信息、数据的破坏以及管理制度不健全引起的医疗档案信息系统的损坏与信息的丢失。

（2）建立医疗档案信息共享网络安全管理体系

现实生活中，医疗档案信息安全管理体系是建立在通信系统、信息系统以及信息安全基础上的。医疗档案信息系统管理、医疗档案信息安全法律法规以及医疗档案信息系统安全保障技术这三个层面构成医疗档案信息共享网络安全管理体系，再加上医务人员的专业教育与技术培训体系。

医疗档案信息系统安全保障技术，可以分为五个方面，分别是应用领域、应用环境、安全管理、密码管理、网络和电信传输等。医疗档案信息安全已成为一整套的安全策略和解决方案。对医疗档案信息系统的关键性信息，应综合运用防火墙技术、虚拟网技术、入侵疾控技术、网络防病毒技术、安全漏洞扫描技术、加密技术、认证和数据签名技术等多种安全技术，形成多层次的信息安全解决方案。

医疗档案信息共享网络安全管理体系，就是要建立安全组织机构和安全管理制度，以维护信息系统的安全。也可称为"四有"：有专门的安全管理机构；有专门的安全管理人员；有逐步完善的安全管理规章制度；有逐步满足要求的安全技术设施。从机构和部门的角度看，信息系统安全管理包括人事管理、设备管理、场地管理、媒体管理、软件管理、网络管理、密码管理、审计管理。上述管理都需要建立健全安全管理规章制度。

医疗档案信息安全法律法规明确医务人员和医疗档案管理人员应履行的权利与义务,依法保护医疗档案信息,惩处违法行为。为实现医疗档案信息共享安全,必须加快立法建设,建立完全适应计算机信息技术发展的安全法制体系,确定医疗机构各部门以及社会各方面在医疗档案信息安全保障中的职责,建立和完善信息安全的监控制度、有害信息的防治制度、信息安全应急保障制度等。医疗档案信息技术标准和医疗档案信息技术规程是医疗档案信息技术规范的两个方面,如计算机安全标准、操作系统安全标准、网络安全标准、数据和信息安全标准等。

医疗档案信息共享管理人员的再教育与培训体系,就是对相关人员进行有关安全教育、职业道德教育、信息保密教育和法律教育。"人既是系统的建设者和管理者,也是系统的使用者和维护者。"医疗档案信息共享网络信息安全是一个极为复杂的问题,安全是由技术来支持、法律来规范、管理来实现的一项社会系统工程。

(二)规范医疗档案信息共享服务的范围

医疗档案信息包含了种类繁多、构成繁杂的数字信息。因此,患者入院治疗过程绝对不可能作为确定其范围的唯一标准。以医疗档案共享为基础,从而规划医疗档案共享的范围成为另一必要条件。所有数据信息的共享基础,都是要建立一个平台——大型的共享数据库,而医疗档案共享数据库应该结合医疗文书的特殊性,规范数据的保存构架,落实信息存储的立体化、完整性和独立性。主要从以下几个方面切入。

1.患者基本信息

患者基本信息有以下几项:①人口学信息,包括姓名、性别、出生年月日、籍贯、国籍、民族、身份证件、受教育程度、婚姻状况等。②社会经济学信息,包括户籍性质、联系人、联系地址、联系方式、邮政编码、职业、性质、工作单位等。③亲属信息,包括子女健康信息、父母健康信息等。④社会保障信息,包括医疗保险类别、自费与否、医疗保险号码、残疾证号码等。⑤基本健康信息,如外伤史、手术史、过敏史、预防接种史、既往疾病史、家族遗传病史、健康危险因素、戒烟戒酒史、亲属健康情况等。这些基本信息是社会个体的特有属性,贯穿患者生存经历,内涵稳定,客观,识别性强。

2.各类医疗检查信息

随着循证医学的发展,患者住院治疗过程中的检验、检查的数据信息,在医疗档案信息共享过程中变得尤为重要。实现医疗机构间互信的检验检查数据信息共享的有益之处显而易见,不仅可以大幅度地减少重复检查带来的沉重经济与精力负担,还可以减少随身携带检验检查报告及影像资料穿梭于不同的医疗机构之间的不便。同样的,医生可以很方便地应用专属的工作终端,查看患者在其他科室或医院所进行的检验和检查以及相关病历的数据信息。但是目前,由于广域宽带网的发展还存在瓶颈,许多数据信息较大的影像、视频的检查结果很难通过网络快速交换,这成为多类型、大范围内医疗信息共享服务的障碍之一。

3.疾病防控信息

目前各社区对婴儿及适龄儿童根据国家规定的免疫程序进行疫苗接种,例如,建立乙肝疫苗、卡介苗、脊髓灰质炎疫苗、百白破、麻疹疫苗等预防接种医疗档案,及时做好信息登记和更新,上传至国家信息管理平台,实施医疗档案信息共享。同时,对一些患有传染病的患者,进行隔离性治疗,服用与注射相关药物,并把该诊治过程输入至该患者的医疗档案,利于之后的共享。

第七章　医学信息资源检索分析

第一节　医学信息资源智能检索

一、信息检索技术

信息检索是各类信息管理平台的一个重要组成部分,在信息获取方面发挥着不可替代的作用。近年来,随着人们对信息获取需求的增长,信息检索技术得到了很大的发展。尤其是在机器学习、自然语言处理、知识表示和推理等人工智能技术被应用到信息采集、信息索引、查询处理、信息检索和排序、结果反馈等基本环节后,检索性能不断得到改善,相关研究也取得了很大进展。随着大数据时代的到来,信息检索方式的智能化与个性化已经成为人们当前的主要需求。

下面对目前使用的几种信息检索技术简要地进行介绍。

(一)全文检索技术

全文检索是基于全文标引的检索系统,是指计算机索引程序通过扫描文档中的每一个词,对每一个词建立一个索引,指明该词在文章中出现的次数和位置。它把文中出现的每一个词或短语都看作一个检索入口,当用户查询时,检索程序就根据事先建立的索引进行查找,并将查找的结果反馈给用户。

全文检索的方法主要分为按字检索和按词检索两种。按字检索是指对于文档中的每一个字都建立索引,检索时将词分解为字的组合。按词检索是指对文章中的词,即语义单位建立索引,检索时按词检索,并且可以处理同义项等。如英文等西方文字由于按照空白切分词,英文中字与词实际上是合一的;而中文中字与词有很大区别,中文则需要切分字词,以达到按词索引的目的。

与普通数据库检索所涉及的结构化数据查询不同,大多数的全文检索系统采用了"停用词"表,剔除了纯粹表示语法关系的介词、连词及冠词等,把每一个有实际含义的词作为检索入口。目前以全文检索为核心技术的搜索引擎已经成为信息检索的主流技术之一。

Lucene 是 apache 下的一个开放源代码的全文检索引擎工具包。提供了完整的查询引擎和索引引擎,以及部分文本分析引擎。Lucene 的目的是为软件开发人员提供一个简单易用的工具包,以方便地在目标系统中实现全文检索的功能。Solr 是 Apache 下的一个顶级开源项目,采用 Java 开发,是基于 Lucene 的全文搜索服务器。Solr 提供了比 Lucene 更为丰富的查询语言,同时实现了可配置、可扩展的功能,并对索引和搜索性能进行了优化。

(二)基于内容的检索技术

基于内容的检索是指根据媒体对象的语义、特征进行检索。如图像中的颜色、纹理、形状,视频中的镜头、场景和镜头中的运动,声音中的音调、响度和音色等。基于内容的检索利用图像处理、模式识别、计算机视觉和图像理解等方法作为部分基础技术。它综合利用认知科学、用户模型、图像处理、模式识别、知识库系统、计算机图形学、数据库管理系统及信息检索等领域中的多种技术组合,是随着多媒体技术的发展而出现的多媒体数据库检索技术。

基于内容的检索技术不需要去理解或识别媒体中的目标,关注的是基于内容快速发现信息。新媒体的数据表示、数据模型、有效和可靠的查询处理算法、领域无关的检索技术是其主要研究内容。

基于内容的检索能够从大型分布数据库中,以用户可以接受的响应时间查询到要求的信息,这种技术广泛地应用于医疗图像检索领域。

(三)基于 Agent 的检索技术

智能 Agent 技术是人工智能领域发展起来的一个概念,是指具有感知能力、问题求解能力和与外界进行通信能力的一个实体。Agent 一词目前被广泛应用,但是由于其内涵极其丰富,目前还没有统一的定义。一般来说,Agent 是试图在复杂的动态环境中完成一系列目标任务的系统,它通过传感器感知环境,由效应器作用于环境。

基于 Agent 的检索技术是随着互联网发展而兴起的一种检索技术。传统的搜索引擎是基于分类或关键字逻辑组配的检索方式,在纷繁复杂的网络信息面前,搜索引擎不可能对所有的信息进行分类和索引,故检索结果非常庞大,有用信息只是其中的一小部分,检索效率低,耗费量大。针对这些问题,人们在现有搜索引擎的基础上引入智能代理来优化网络信息检索。它能够协助用户寻找、消化所需的网络信息,逐渐实现由"人找信息"过渡到"信息找人"。智能 Agent 具有自主处理网络信息资源、收集用户感兴趣的信息并将找到的信息加以过滤、去掉用户不需要的信息、把对用户有用的信息在本地保存起来等功能,其目的在于能够帮助用户更好地利用互联网网络的信息资源。

移动 Agent(mobile agent,MA)定义为"具有跨平台持续运行、自我控制移动能力、模拟人类行为关系并能提供一定人工智能服务的程序",其突出特征就是 Agent 不是固定在一台机器上运行,而是可以在多台机器上运行。移动 Agent 技术是一种新型分布式计算技术,是分布式技术和人工智能技术的结合。它的出现能为网络用户提供快速、准确、高实时性的信息检索服务,并能最大限度地节省服务器资源和网络带宽。

在基于移动 Agent 的信息检索系统中,用户的请求由 Agent 动态地移动到服务器端执行,将要查找的信息过滤、筛选后通过网络传送回来,避免了大量数据的网络传输。

(四)语义检索技术

目前,语义检索主要通过本体技术、语义词典和主顾模型 3 种模式来实现。

本体具有良好的概念层次结构和对逻辑推理的支持,具有通过概念之间的关系来表达概念语义的能力,能较好地为语义检索和概念检索提供知识基础。例如,Textpresso 是一个基于本体面向生物学领域的文献检索和抽取系统,语义分析应用机器学习和文本挖掘算法实现。采用网络方式实现对 Celegans 数据集中的摘要和内容实现全文检索。它使用先进的非结构化信息管理架构(unstructured information management architecture,UIMA)和 Lucene。另外,有学者提出了基于本体的语义扩展查询方法,主要利用本体中概念之间的路径进行检索请求的扩展查询,再利用关系边和概念节点之间的相似度值来选择排序,优先选择与检索词相似度高的概念。然而本体知识库的建立需要多位领域专家的参与,对海量数据源构建一套知识库是一项相当巨大的工程。

语义词典的实现模式是为每一个被收录的词维护相关的语义信息,代表性的有 WordNet 和 HowNet,语义词词典对检索时关键词的拓展起到了重要作用,但一个巨大的缺陷就是收录的词有限。对于词典中不存在的词,无法衡量它们的相似度,例如,如果词典中没有收录"瘦身",就无法衡量"瘦身"和"减肥"之间的语义关系,会造成两个语义上相似的语句因为核心词的不相似而变得不相关。

主题模型是一种潜在语义分析技术,是利用统计学方法识别出大规模文档集中的主题信息。主题模型训练得到两个模型:文档—主题模型和主题—词模型。

利用主题信息作为特征可以实现词语的相似度计算,但是主题模型在面对文本的动态增长时,找到合适的主题投射纬数会变得越来越困难。

根据机器的检索效果和理解程度,语义检索方式主要分为两类:基于概念的语义检索和基于规则的语义检索。

基于概念的语义检索方式主要借助于本体中的概念模型,使得机器能够准确匹配检索需求所对应的概念。一般采用 RDF 和 OWL 方式进行描述,RDF 采用三元组形式(主语、谓语、宾语)在语义层面对信息进行形式化语义表示,可以表示概念的属性,以及概念之间的关系。OWL 作为本体描述语言从语义解释角度对信息进行逻辑描述。

基于规则的语义检索方式利用基于概念的语义检索定义的规则,判定概念的语义化表示的正确性,进而使得已经形式化语义表示的信息具有一定的推理功能,按照语义规则进行推理能够推导出关联的概念,大幅度提高检索结果集的质量。基于规则的语义检索能够使得机器更深层次地理解和处理检索信息。

二、电子病历智能检索

近年来,语义技术为提高搜索引擎的智能化提供了良好的技术支持。基于语义的智能检索是在获得了被检索的数据或信息的语义的基础上,通过对语义进行明确的表示和处理来使得结果在意义上满足检索需求的系统或方法,是对检索条件、信息组织及检索结果赋予了一定语义成分的一种新的检索方式。

在智能检索过程中,计算机首先将检索词本体化,然后通过检索引擎对其进行解析、推理,将相关信息从本体库中提取出来,最后返回给用户。这种智能检索技术能够提高信息检索的查全率和查准率,提高用户的满意度。

要想实现对电子病历的智能检索,就要实现对电子病历的表示、存储、组织和访问,即根据用户的查询要求,从电子病历库中检索出相关信息资料。电子病历智能检索的关键在于知识库的建立、检索模型的建立及病历的规范录入。

(一)知识库的建立

知识库也称术语库,是进行分词及句型识别的依据,即病历结构化的重要保证。知识库包括各类术语及术语之间的关系。术语的类别有症状、体征、程度、疾病诊断和手术等,术语之间的关系包括同义关系、属性关系、搭配关系和伴随关系等,需要医生协助完善的术语类别有部位、方位、疾病、手术和肿瘤等,这些类别都需要收集临床常用词语。术语之间的关系中最为重要的是同义词关系,只有建立充分的同义词关系,才能保证检索的命中率。

(二)检索模型的建立

检索模型是根据科室、病种的科研需要,预先设置的检索指标集合。在设置检索指标的同时还要设定指标值的数据来源。对一份病历进行模型提取的过程,即根据数据来源提取、计算指标值的过程。模型检索直接查找指标值,故可以提供对病历的精确筛选。在实际应用中,需要对不同病种、科室建立专门的模型,其功能模块如下。

1. 全文索引功能

全文索引提供以下功能。

(1)建立术语索引。

(2)建立属性索引。

(3)建立块结点索引。

2. 模型提取功能

模型提取提供以下功能。

(1)从全文索引提取数据,生成模型实例。

(2)模型实例的补充维护功能。

3. 全文检索功能

全文检索提供以下功能。

(1)提供关键词及属性组合条件检索。

(2)提供自然语言检索。

(3)同义词自动匹配。

(4)检索条件与检索结果的保存功能,支持个人"收藏夹方式"。

(5)检索结果的处理功能(可剔除不需要的结果)。

(6)检索结果的再次利用,即二次检索,减少资源占用。

(7)检索结果的导出。

(8)检索结果存储空间的配额管理。

4.模型检索功能

模型检索提供以下功能。

(1)检索条件与检索结果的保存功能,支持个人"收藏夹方式"。

(2)检索结果的处理功能(可剔除不需要的结果)。

(3)检索结果的再次利用,即二次检索,减少资源占用。

(4)检索结果的导出。

(三)工作流程

电子病历智能检索的工作流程是将用户输入的查询提问经过中文分词,得到检索词,结合词典对检索词进行语义扩展,得到最后的检索词序列。对检索词序列中的每个检索词在索引表中查找,并根据索引得到检索词所在文档节点的结构信息,通过索引词的定位指针得到该词所在的文档、具体的元素位置及偏移量。最后经过相似性计算,使检索结果按相关度排序输出,呈现给用户。

(四)智能检索系统的设计

新一代电子病历智能检索系统以患者为中心,多维度整合医院多个业务系统数据,并以患者及患者单次就诊为维度,通过唯一搜索入口对所有结构化和非结构化数据进行全方位搜索并进行集中展示。通过构建疾病分类库、症状库、检查库、检验库和药品库等知识库,利用机器学习及文本相似度算法,实现部分疾病的相似病历推荐,从而推荐检验、检查和用药等方案,实现辅助诊疗。

新一代的电子病历智能检索系统通常具有以下特点。

1.将问题转变成概念

智能检索所做的就是利用本体库把用户的问题提高到知识的层面,然后利用这个本体概念检索信息库,即提升到概念的层次,通过概念来检索信息资源库。

2.实现本体库和信息库的有机结合

智能检索要实现本体库和信息库的有机结合需要做到以下 3 点:语义分析、本体管理和概念检索。

语义分析就是分析用户语言的具体含义。它实现以下几个功能:整句分词、处理同义词、根据知识库分析关键词、明确概念和语义。

本体管理主要实现本体库的自增长。本体库增长的基础是对信息库的概括和提取,所以本体库管理首先要做到对信息库的分析和概括,然后是对本体库的扩充。

概念检索是实现智能检索的最后一环,通过前面语义分析的结果,明确用户用意,对信息库进行知识(概念)层次的检索,多方位地对用户的问题进行回答。

3.基本推理功能

所谓推理就是从已知事实出发,运用相关知识(或规则)逐步推出结论或证明某个假设成立或不成立的思维过程。智能检索通过逻辑推理获得概念间的潜在关系。

系统支持文本模糊搜索和多重条件灵活组合的高级检索,实现涵盖多系统数据的患者多次诊疗数据信息的呈现,可以很好地支撑基于病历的临床研究分析。实现患者最广(涵盖多系统数据)、最深(历次就诊所有诊疗数据)的诊疗信息呈现。

三、医疗影像智能检索

(一)基于文本的检索技术

基于文本的医学图像检索是最常用的医学图像检索方式,允许用户通过关键字进行医学图像的检索,如医生根据一个患者的姓名或编号检索出其病史中所有的医学影像,通过疾病名称检索出所有该疾病在医学影像中的呈现状态等。用户输入关键词或相应的文本描述,检索系统在医学图像库中查找出标注信息和关键字信息相匹配的图像,并将结果呈现给用户,用户根据自己对检索结果的满意度调整检索策略,如进一步修改关键词或限制条件,来不断提高检索结果的准确性。

目前标注的信息大多基于 DICOM 结构的信息,包括患者的姓名、标识、性别、年龄等个人信息和疾病名称、疾病表征、诊断情况、图像获取时间、就诊医院等医学信息,当对图像进行标注后,基于文本的图像检索方法是快速、可靠的。但是医学图像本身的内容信息如视觉特征无法体现,而且标注程序较为复杂、耗时较长,同时这些标注带有主观性,与检索用户对图像的理解并不完全一致,故错误率高,准确性较低。

除了文本图像检索方式本身固有的缺点之外,由于医学图像的特殊性,基于文本的医学图像检索方式存在特有缺陷,例如,某些视觉或感知信息很难简单地通过关键字或标签来描述,如组织结构的纹理、病变的具体位置等。

(二)基于内容的检索技术

将图像特征分为 3 个层次:一级层次是指图像的原始特征,如颜色、纹理、形状和空间位置等元素;二级层次是图像的派生属性或逻辑特征,是对图像中所描述对象的身份进行某种程度的推理,如"查找大脑的图像";三级层次是图像的抽象属性,是对物体或场景描述的意义进行复杂推理,如"查找有结节肿块的肺部图像",大多数基于内容的医学图像检索系统能够达到一级层次的检索,二三级层次检索还处于研究阶段。基于内容的医学图像检索技术主要包括以下几个方面。

1. 图像特征的提取

颜色特征是图像检索中最常用的视觉特征,因为其在图像底层特征中最具表现力,最容易被识别和提取,但由于大多数医学图像是灰度图,因此颜色特征算法并不适用于医学图像。

纹理特征是反映图像像素灰度级空间分布具有某种重复规律的视觉特征,包含 6 个分量:粗糙度、对比度、方向度、线像度、规整度和粗略度。前 3 个特征对检索更为重要,纹理特征对医学图像检索是很有用的,能够反映出图像的细节结构。

形状特征也是图像的一种重要特征,同类物体的形状总是类似的,因此形状特征能够反映更多的语义内容。医学图像的形状特征一般只需提取出目标对象的局部区域,因此准确有效的图像分割技术显得尤为重要。目前医学图像分割技术主要有阈值法、边缘检测、区域分割和混合法,用于解决平移、旋转和缩放不变的问题。

2. 相似度测量

相似度测量就是对两幅图像的内容信息进行相似度比较,为了衡量图像之间的相似程度,需要从图像中提取特征,以向量的形式表示,定义特征向量之间的距离或相似度来表示两个图像的相似度。

一个图像检索系统的性能不仅仅依赖于所选取的图像特征提取算法,还依赖于所选用的相似性度量方法,它直接关系到检索结果的准确性及检索效率。最合理准确的相似程度计算方法应当跟人类在视觉系统中所感知到的相似性相符。常见的特征相似性度量的方法有基于向量夹角和基于向量距离的相似性度量,应用较多的是基于距离的相似性度量。

3.特征融合技术

为了从多个角度反映图像的信息,需要提取多组图像特征,将多特征组合或融合。在特征融合的过程中,用户首先根据各项特征对检索效果影响程度的不同,对每项特征赋予不同的权值,以此来提高系统的检索性能。同时在研究特征融合算法过程中,因为不同特征间相似度不具有可比性,因此需要对不同特征进行归一化处理。

多特征融合技术分为同步和异步两种组合方法,同步组合检索先对不同特征单独进行相似性度量,然后加权得到综合度量值;异步组合检索是逐层进行,通过把上一层的检索结果作为下一层的输入图像,不断缩小检索范围来提高检索精确度。

4.相关反馈技术

如何量化不同特征对检索效果的影响程度是特征融合过程中的关键问题,目前相关反馈技术是解决此问题的一种有效方法。相关反馈技术的原理是用户根据第一次检索结果,对结果做出标记,将不满意的检索结果区分出来,并将这些信息做标记反馈给系统,系统根据用户的反馈对检索策略做出调整,通过用户与系统交互,把检索人员对检索过程中的建议和判断加入到检索的相关环节中。系统经过对用户反馈知识的学习,继而调整算法中的参数、权重及特征的表达向量。通过学习到的相关经验,提高检索精准度。

目前相关反馈技术主要有相似度量公式优化、查询点移动、特征空间变换、机器学习、概率统计分类法和聚类分析等。

(三)基于语义的检索技术

医学图像具有很强的专业性,是特定语义的直观表达。医学图像的语义抽象化地描述了人体解剖结构和疾病信息,具有多层次多关联的特点,是医学知识的一种表达方式。因此,可借助相关的医学知识和计算机视觉特征领域技术,挖掘图像视觉特征和高层语义之间、不同高层语义内容之间的映射关系,完成医学图像的语义提取,实现基于语义的医学图像检索。

目前医学图像的语义特征提取的主要思路是构建高层语义到底层视觉特征的映射模型,同时在检索过程中添加用户反馈。为了在语义智能检索中能全面、准确地将结果反馈给用户,需要进行语义推理,通过分析结果与检索要求的相似度和相关度,返回根据用户语义相关度排序的结果集,从中找到最相似而且与之相关的全面内容。其中,语义相似度计算和语义相关度计算是最重要的计算。

1. 语义相似度计算

为了使概念间语义相似度的计算更加准确和客观,通常先计算概念之间的距离,再转换为相似度。语义之间的距离,通常有两种计算方式,一种是通过大量的语料库进行统计,另一种是根据某种本体或分类关系计算。

利用大规模的语料库进行统计,这种基于统计的方法主要将上下文信息的概率分布作为概念语义相似度的参照依据。基于统计的语义相似度计算方法是一种经验主义方法。它基于统计的定量分析方法能够对概念间的语义相似性进行比较精确和有效的度量,但是这种方法比较依赖于训练所用的语料库,计算量大,计算方法复杂。

根据本体或分类关系计算概念语义距离的方法,一般是利用一部同义词词典。同义词词典是将所有的词组织在一棵或几棵树状的层次结构中。在一棵树状图中,任何节点之间有且只有一条路径,这条路径的长度就可以作为两个概念的语义距离的一种度量。有些研究者考虑的情况更复杂,除了节点间的路径长度外,还考虑到其他一些因素,如概念层次树的深度、概念层次树的区域密度等。

基于本体或分类关系的计算方法比较简单有效,无须用语料库进行训练,也比较直观,易于理解,但这种方法得到的结果受人的主观意识影响较大,有时并不能准确反映客观事实。

2. 语义相关度计算

为了提高查全率,将与该检索相关的内容按照相关度高低依次显示给用户。相关度作为相关性的量化指标,用来衡量概念间的相关程度。一般地,相关度的取值区间为$[0,1]$。若两个概念间没有联系,则这两个概念的相关度为0;若两个概念之间有直接联系,则相关度为1。概念间的相关性包括一些能够体现概念之间客观存在的联系的内涵。根据相关概念间的联系,相关性可分为直接相关、间接相关、直接继承相关和间接继承相关。

第二节 医学信息资源智能分析

一、智能分析概述

随着移动终端、智能传感器、云计算、人工智能等新兴信息技术的发展及互联网的普及,数据的积累变得越来越简单。积累的大量数据中蕴含着很大的价值。正如埋在地底的石油,需要进行合理采掘。因此需要找到合适的方法对其进行分析,挖掘出该数据隐含的信息,从而使其发挥更大的实用价值。积累的大量数据在为我们传递各种信息的同时,也带来了一系列的现实问题,激增的数据背后隐藏着许多重要的信息难以直接提取,如重要数据缺失、数据形式不一致、信息的正确性不能保证、数据的大量冗余、数据的利用率低等。面对这些现象,人们希望能够对数据进行更高层次的分析,发现数据中存在的各种关系和规则,并根据现有的数据预测未来的发展趋势,以便更好地利用这些数据。面对这种需求,智能分析方法应运而生,并广泛应用于商业决策、市场分析、工业控制、医疗诊断等各个领域,其目的就是直接或间接地提高工作效率,在实际应用中发挥智能化助手的作用,帮助人们在有限的时间内做出正确的决定。而医学信息资源智能分析就是运用统计学、模式识别、机器学习、数据抽象等工具对医学领域的数据进行分析,并把分析出的结果转化为具有指导意义的信息的过程。

(一)医学信息资源智能分析的主要流程

医学信息资源智能分析一般由 6 个阶段组成,其中包括确定智能分析目标、数据准备、数据转换、智能挖掘、结果分析和信息应用。这些阶段之间的顺序并不是线性的,为了取得好的分析结果常常要重复这些步骤中的某些阶段,根据上一个阶段的结果来决定是否要进行下一个阶段。

1.确定智能分析的目标

进行智能分析的首要工作是明确分析目标。在对医学数据进行分析之前,首先要了解分析对象的相关资料,理解医学领域的相关知识,虽然最终挖掘出的结果是不可预测的,但可以预见探索的问题。如果缺少对待解决问题的明确定义和相关背景知识,就不能为挖掘准备资料,也很难正确地解释得到的结果。因此,要充分发挥智能分析的价值,必须要对目标有清晰明确的定义、有对智能分析得到的结果进行衡量的标准和对整个结果进行合理性的解释。

2. 数据准备

在确定了分析目标以后,需要搜索所有与目标对象有关的内部和外部数据信息,并从中选择出适用于数据挖掘的数据,即进行合适的数据准备工作。然后研究所选数据的属性含义、属性的单位、取值范围等,确保数据的真实性及其适用性,为进一步的分析做准备。经过数据的准备工作,可以得到满足用户需求的原始数据。

3. 数据预处理

由于存储在数据库中的数据一般具有缺失值、冗余、噪声和数据定义不一致等问题,所以在智能分析前要对已经获取的数据进行预处理。数据预处理的方法主要包括推导计算缺少数据、消除重复记录、消除数据的噪声和完成数据类型转换等。数据预处理得到的数据会对最终分析结果产生非常大的影响,处理后的数据质量直接决定了最终数据分析的结果。为了得到更好的分析结果,数据预处理这个过程可能需要不断地反复进行,并且这个过程要花去整个智能分析工作的60%以上的时间和精力,因此是智能分析的关键步骤。

4. 智能挖掘

根据智能分析的目标及经过数据预处理后得到的数据特点,选择适合的智能分析算法,并使用该算法对数据进行智能挖掘,得到最终结果。这个过程可以使用智能分析工具自动完成,也可以针对分析目标及数据的特点,采用编程的方法对智能分析算法进行改进,即进行高质量的智能挖掘。

5. 结果分析

智能挖掘得到的结果并不能直接指导决策,还需要对这些结果进一步分析和处理。因为得到的结果可能并不是真正需要的信息或者得到的结果是已知的信息,所以当得到智能挖掘结果后,必须对结果进行评价并对其价值进行解释。如果对挖掘结果进行评价后发现该结果并不是真正需要的,则可能是智能挖掘方法有问题,这就需要重新寻找合适的算法来再次进行挖掘。如果挖掘出的结果是有价值的,则需要对该结果进行解释并使用可视化技术对结果进行展示。

6.信息应用

通过对智能挖掘结果的分析,医疗和管理人员能够更好地运用该结果进行辅助诊断,从而提高医疗服务与管理水平,为精准医疗和科学管理提供有力支持。

(二)医学信息资源智能分析中数据的特点

医学本身是一门复杂的具有较强实践性的学科,同时在整个医疗卫生体系中包含了各种各样的相关数据,一般来说是真实可靠、不受其他因素影响的,如临床的医疗信息、医院管理信息等,医学数据具有很强的独特性,具有如下特点。

1.数据模式的多态性

医学数据具有多种形式,包括纯数据(如体征参数、化验结果)、图像(医学影像,如 CT、MRI 等)、波形信号(肌电、脑电等信号数据)、文字(包括患者的身份记录、症状描述、检测和诊断结果的文字表述)等。这些数据形式中也包括低数学特征、非规范化形式等,由于数据模式的多态性,因此在对这些医学数据进行智能分析时要根据数据的不同形式选择不同算法。

2.不完整性

通常情况下,医学数据的存储和处理过程是分开的,这两者的目的不同,存储医学数据是以治疗患者为直接目的,而医学数据处理则是寻找某些疾病的一般规律,因此存储的医学数据可能并不能完全满足研究需要。另外,在数据收集和整理汇总过程中,人为因素可能会导致医学数据记录的缺失甚至偏差。

3.医学数据的隐私性

医学数据里包含大量的患者隐私数据,如患者的医疗证号、家庭住址、姓名、年龄、性别、婚姻情况、健康状况和既往病史等,如果这些数据不加处理被泄露出去,则会给患者生活及精神上造成很大的困扰,这就是医学数据的隐私性。该隐私性又分为安全性和机密性两个方面,当未经过授权的个人或机构设法取得相关医学数据时,就产生了安全性的问题;经过授权拥有相关医学数据的科学家和医务人员与未经过授权的机构共享这些患者信息时,就暴露了机密性的问题。作为医务人员和相关研究人员有义务和职责在做科学研究的同时保护患者的隐私,对所有涉及隐私方面的数据应进行处理,隐藏或转换敏感数据。

4.冗余性

医疗数据库作为一个庞大且复杂的数据库被众多人使用,时时刻刻都会有不少新数据输入,该过程中难免会产生大量与诊疗及管理无关的数据记录或字段,如由于医院本身运行多个医疗相关的信息系统,有的患者可能在不同系统中都有相同数据记录,结果导致数据的冗余,或者由于医生的重复操作而导致数据完全一样,因此在进行医学信息的智能分析之前,需要执行相适应的数据整合、特征提取等。

5.动态性与时效性

很多医学数据呈现动态性随时间变化的特性,如脑电图、心电图的数据呈非规则的波形,血压、心率等数据与时间呈函数关系,某些慢性疾病如鼻炎、哮喘等有很强的时效性,有些疾病特别是流行病的暴发和季节、地域有密切关系。通过分析这些疾病与时间的关系,在疾病流行之前就预测到疫情的发展态势,从而加强对疾病的预防,最大限度地保障人群的健康。

二、数据预处理

(一)预处理的概述

目前,医学中涉及的大量数据基本实现了电子化的存储,在各大医院的医疗信息系统中积累了大量的日常数据,但是由于医院中各个科室业务需求不同,数据存储在不同的数据库中。因此为了进行医学信息智能分析,就需要从这些数据库中获得初始数据,但是这些数据中包含散乱的、非结构化的,且有"噪声"和缺失的数据。虽然这些存在缺陷的数据可能不多,但会影响最终智能分析的质量。因此需要对这些数据进行预处理,为后续的智能分析做准备,提高智能分析的质量和效率,使最终的分析结果更有意义。

(二)数据预处理的主要任务

针对医学数据的特点,如数据结构复杂、维数较高、不完整、有噪声和冗余等,在智能分析之前需要进行数据提取、清理、变换、归一和集成等预处理。数据预处理是在智能分析中不可缺少的重要步骤,良好的数据预处理是智能分析结果广泛应用的前提和基础,预处理后得到的数据质量决定了最终智能分析的质量。数据预处理的方法有很多种,需要根据收集数据的特点及制定的智能分析目标来确定使用哪些预处理方法,并不一定要使用下列所有的处理方法。

1.数据提取

根据智能分析的目标,需要对收集到的数据进行提取和选择。选择的数据得当,就会大大提高智能分析的准确性。因此数据提取是数据准备的第一步,也是非常重要的一步。对于提取得到的数据不能直接进行智能分析,还需进行数据清洗和数据变换等操作,如要分析生活习惯、遗传等因素与冠心病的关系,首先从做心脏介入治疗的患者门诊记录的病案首页中提取相关数据,如患者的血压、血脂、血糖、心电图、既往病史、家族遗传史、是否吸烟、是否经常饮酒等,再从住院手术的详细记录中提取如冠心病的危险程度、动脉的堵塞比例、放置支架的位置等信息,其他与研究目标关系不大的数据就不需要提取出来,这样可以提高智能分析的准确性。

2.数据集成

一般智能分析使用的数据都来源于不同的数据集,如上面对冠心病影响因素的分析,该数据是从门诊记录和住院记录中分别提取的,为了提高后续数据分析过程的准确性和速度,需要对这两部分数据进行集成,从而减少数据集的冗余和不一致性。数据集成的主要方法如下。

(1)属性匹配问题。

对来自不同数据源中相同的属性列进行匹配,例如,若在门诊记录表中的患者 ID 号和住院记录表中的患者就医卡号是相同的,则对这两个属性列进行匹配,使这两个表中的数据通过该属性列进行集成。

(2)冗余检测。

数据集成时经常会出现数据冗余的问题,例如,一个属性可以从另一个表中的某个属性导出,那么将这两个表集成时,就会造成数据冗余。例如,"年龄"属性可以从"出生年月"属性导出,因此在数据集成时,需仔细检查属性之间的关系,删除冗余属性,减少或避免结果数据中的冗余与不一致性,从而提高智能分析的速度和质量。

有些冗余并不容易发现,需要通过相关性分析进行检测,如对于数值型属性可以采用相关系数进行相关性检验。这里采用以下公式计算 Pearson 相关系数,通过该系数来衡量属性列 X 与 Y 之间的相关关系。相关系数的计算公式如下:

$$r_{X,Y} = \frac{\sum_{i=1}^{n}(X_i - \bar{X})(Y_i - \bar{Y})}{n\sigma_X\sigma_Y} \qquad (7-1)$$

其中 n 是记录的个数，X_i 和 Y_i 分别是记录 i 在 X 和 Y 上的值，$\bar{X}$ 和 $\bar{Y}$ 分别是 X 和 Y 的平均值，σ_X 和 σ_Y 分别是 X 和 Y 的标准差。如果通过式(7-1)计算得到 $r_{X,Y}=0$，表明 X 与 Y 不线性相关，他们是独立的。如果 $r_{X,Y}>0$ 则表示 X 与 Y 是正相关，并且 X 值随着 Y 值增加而增加，$r_{X,Y}$ 值如果较大，则表明 X 和 Y 的相关性非常强，可以将 X 或 Y 作为冗余属性列删除。同样，如果 $r_{X,Y}<0$ 则表示 X 与 Y 是负相关，并且 X 值随着 Y 值增加而减小，$r_{X,Y}$ 值如果较小，则表明 X 和 Y 的负相关性非常强，也可以将 X 或 Y 作为冗余属性列删除。

（3）记录重复或者不一致

记录有可能出现重复，例如，患者采用相同的治疗方案进行了多次治疗，可能产生多条相同的记录，因此对于集成包含这样数据的数据集时，需要对该重复记录进行删除。来自不同数据源的属性也有可能出现该属性名称相同，但是实际含义不同的情况，例如，在患者的门诊记录表中，"治疗方案"属性可能是对该患者治疗方法的文字描述，而在患者医保数据中，"治疗方案"属性可能是医生开药的清单。因此在进行数据集成时，要对每个属性都认真核实，避免造成错误。

3.数据清理

由于收集的数据来源不同、数据量大且数据更新速度快等原因，原始数据必然会出现数据缺失、异常值、数据不一致或错误数据等问题，这就需要在数据预处理时对这些数据进行数据清理。

（1）数据缺失。

当数据输入时遗漏应该填写的数据，或者有些记录并没有完整地进行采集，则会出现数据的缺失，对于这些错误，需要进行数据清理，主要方法如下。

①删除缺失数据的记录。当记录中的数据缺失时，可以将该记录直接删除，该方法比较简单，但是如果缺失数据的记录占整个数据集的比例较大，采用这种方法后，会大大影响智能分析的效果，不仅不能充分利用已收集到的数据信息，甚至会得出错误结论。

②人工填写。重新收集缺失数据的记录并进行填写，该方法工作量大，可行性低，准确性不能保证。

③使用属性的均值(数值型数据)/众数(离散型数据)填充空缺值。可以采用

缺失数据对应的属性列的均值或众数对该缺失值进行填写。该方法简单易行。

④使用与缺失数据属性列属于同一类的所有记录的属性均值进行填充。此方法比③更精准。

⑤使用特定的值对缺失值进行填充。比如使用 unknown 或 $-\infty$ 对缺失值进行填充。

⑥使用最可能的值填充空缺值。使用像贝叶斯公式或判定树这样基于推断的方法得出的可能值进行填充,该方法较其他方法复杂,但是更接近真实值。

(2)噪声数据。

在很多情况下,收集的数据中存在噪声数据。当数据的度量工具不准确,数据的输入有错误、数据的传输有误、属性的命名规则不一致等,都会造成收集的数据错误。例如,年龄输入负数;入院日期大于出院日期,或者出院日期出现非合理日期值等。噪声数据会影响分析结果,因此对于这些噪声数据,可运用数据平滑技术对其进行处理,该方法一般不会对分析的准确度产生较大影响,相反会提高分析结果的可信度。对于离散数值,可以使用分箱的方法对近邻的数据进行平滑处理;对于连续数据,可以采用回归的方式对离散点进行平滑。还有很多其他的方法如聚类等均可以对噪声数据进行检测并进行相应的平滑处理,从而提高数据的质量。

4.数据变换

数据变换是对数据进行规范化,将数据变换成符合智能分析要求、可以用作分析的数据格式或形式。

(1)数据数字化变换。

为了提高智能分析的效率,很多情况我们需要进行数字化变换。如文本型属性"性别",将所有数据中"男"变成1,"女"变成0。对于序数属性,即属性值之间存在有意义的顺序,如属性"病情的危急程度",将所有数据中"一般"转成0,"危急"转成1,"十分危急"转成2。通过这样的数据变换,可以缩小存储空间,提高算法的运行速率。

(2)数据离散化。

数据离散化是数据变换的一种形式,指根据属性本身的含义将连续型属性值变换成离散型属性值,从而对原始数据进行简化,使挖掘更有效,挖掘结果更容易被理解。同时,由于有些智能分析算法只能处理离散型数据,因此采用这种方法可以对数据进行变换,使其适用于不同的算法。例如,研究年龄属性时,可以根据常识,将年龄这种连续型属性变换成具有青少年、成人、老年人等值的离散型属性。对于有些连续型属性进行离散化时,由于没有经验知识,无法直接离散化。例如,住院天数在哪个范围内属于"一般"水平或"较多"水平或"非常多"水平,并不容易划分,为了更好地对该属性进行离散化处理,对于这种没有先验知识的问题,可以采用聚类算法对其进行分段,使用聚类结果对其进行离散化处理。

(3)数据规范化。

不同属性的度量单位可能存在很大差异,这种差异性可能会对智能分析的最终结果产生影响,例如,身高的度量单位是米,而血压的度量单位为毫米汞柱,数据取值范围为[50,200]。如果使用这两个属性进行智能分析,具有较大值域的属性"血压值"对结果具有较大的影响力,使结果更依赖于该属性。为了避免这种由于度量单位的选择导致其权重较大的结果,要对数据进行规范化处理,即将数据按比例缩放,使之落入一个小的特定区间,这将便于不同单位或量级的指标能够进行比较和加权。常用的方式是对数据进行归一化处理,即将数据统一规范化到区间[0,1]上。

5.数据压缩

在不丢失有用信息的前提下对收集的数据集进行数据压缩,可以缩减数据的存储空间,提高智能分析的处理效率。例如,可以采用主成分分析的方法将原来众多具有一定相关性的属性列重新组合成一组新的互相无关的属性,而新产生的这组属性列的个数小于转换之前的属性个数,从而对数据进行了压缩。还可以对数据记录采用聚类、抽样、分层和回归等方式进行数据压缩,从而使数据量大幅缩减,但是数据的有用信息仍可以得到最大程度的保留。

三、智能分析在医学中的应用

目前,智能分析技术在银行业、商业、通信、交通等各个领域都有很广泛的应用。在医学领域,每天都产生大量的数据,如基因序列、医学图像、电子病历、临床试验等,因此为了促进医疗事业的稳定发展,需要有效地使用智能分析技术挖掘出这些数据中蕴含的大量有助于医学发展的信息,从而为个体化精准医疗提供决策支持。

(一)智能分析在生物信息中的应用

随着基因芯片技术及高通量测序技术的不断发展,基因检测和测序的成本不断降低,在生物信息领域积累了大量的基因数据,如基因序列、基因表达值、基因碱基对数据等,研究人员可以通过 NCBI 等大型数据库共享这些数据,并使用智能分析技术得到有意义的结果。例如,对基因序列的研究,通过使用相关性分析、分类、聚类算法和神经网络等算法,发现不同基因之间的相似性与差异性。分别比较实验组和对照组的全基因组序列,识别致病基因及抑制基因。同时由于大部分疾病并不是由单一基因引起的,而是多个基因互相作用的结果,识别多基因间复杂的互相作用已成为全面分析影响遗传机制的重要手段之一,因此可以使用全基因组关联分析、聚类、相关性等方法构建基因互作模型和网络,研究影响疾病的基因组及基因之间交互关系的内在机制。

(二)智能分析技术在医药领域中的应用

医药领域是医学的一个重要分支,在整个医学发展过程中,该领域所处的地位是十分重要的,但也面临着很大的挑战。智能分析技术的发展为该领域提供了新的方法和手段,为该领域注入了活力,促进了该领域的快速发展。在新药研发方面,借助网络拓扑学理论及研究方法,量化疾病所涉及的分子及与药物分子之间的相互作用,构建多分子多靶点的交互网络,解决传统药物研发中遇到的单靶点药效不理想的问题,提升新药研发的能力与水平,加快新药研发的进程,降低研发新药失败的风险。利用智能分析技术还可以更加准确地分析各种药物的作用,并针对疾病的特征进行药物研发,从而为患者设计出精准的治疗方案,合理用药,从而更加有效地治疗疾病。同时,药效的检测不可避免地涉及药物副作用的评估与预测。研究人员通过对患者服用药物产生的不良反应数据、药物不同特性等数据的智能分析,更科学、全面地了解药物副作用的情况,确定药物临床使用的安全性,减少药物对患者的伤害,同时减轻患者和社会的经济负担。

(三)智能分析在疾病诊疗中的应用

1.智能分析在潜在致病因素中的应用

在医院的医疗信息系统中,存在大量关于患者的信息,如患者的年龄、性别、体重、生活习惯、居住地、家族疾病史、过敏性疾病史、是否吸烟和是否饮酒等。通过聚类、关联分析和神经网络等智能分析,有助于研究地域与疾病的关系,探究生活习惯、基因等对疾病的影响(例如,长期吸烟是否对疾病的发生有直接的关系,肥胖是否与血脂血压血糖有关系)等,从而指导人群远离这些致病因素,降低某些疾病的发生,提高人群的平均寿命。

2.智能分析在疾病发病预测中的应用

智能分析是从大量数据中挖掘出有指导意义的模式,使用这些模式能进一步进行预测,因此智能分析对于疾病的发病预测是非常有效的。例如,使用智能分析技术如决策树、贝叶斯分类方法等对疾病信息进行高效精确的判读和归纳,从而形成规律性的知识,以进行准确的疾病发展模式分析,预测病情的发展趋势,从而为治疗方案的制订提供有效的理论支持。同样,对于传染病的预测、预警是非常有实际意义的。通过对疫情实时监测数据的分析,实现对传染病的流行趋势及影响范围的预测,提高疾病防控能力,抑制疾病的蔓延,为公共卫生决策的制定提供有力支持。

3.智能分析在疾病诊断和治疗中的应用

由于临床中不少疾病是错综复杂的,疾病的症状在各个阶段各不相同,有时疾病之间的临床表现相似性很高,如果仅仅依赖于医生的经验,并不能很好地控制疾病的误诊率。使用智能分析中的人工神经网络、深度学习等分析方法,将诊疗经验和临床证据量化,通过病例数据的统计规律来弥补人的失误,并根据患者的病历、疾病相关因素进行综合分析,能提高疾病诊断能力和诊断效率,为医生提供辅助决策,提升患者就诊满意度,提高医院的服务质量。

此外,利用智能分析技术还可以对患者进行精准医疗。目前大部分药物采用统一的方式对患者用药,而患者之间存在个体差异,特别是个体的遗传背景和环境因素的差异性,导致虽然患者采用相同的治疗方案但是药物的疗效最终有很大的差异。为了使每个患者得到最优的治疗效果,利用智能分析技术,通过对不同症状的患者准确信息(如基因组数据和病理学等数据)的分析,找到适合的治疗方法和用药规律,进而提高疾病的治疗效果。

(四)智能分析在居民健康与公共卫生中的应用

1.智能分析在居民健康中的应用

居民健康是现代社会追求的最终目标,通过健康监测客户端、可穿戴设备等可以实现个人的健康管理,但是对于全民的健康管理,则需要利用大数据技术,收集所有个人的健康数据。同时结合人群所在地理区域的气候、饮食习惯、季节和地理条件等因素,对大量数据进行智能分析,构建健康模型,有效评价影响全民健康的社会与环境因素,并给出科学的建议。

2.智能分析在公共卫生服务中的应用

公共卫生管理平台整合了本地区公共卫生系统如各级医院、疾控中心、血站,卫生行政管理部门及其他社会机构系统中的信息资源,通过智能分析构建疾病预警模型,分析本地居民流行病的发展趋势,实现对流行病的实时监测和有效控制,提高公共卫生突发事件的预警能力和应急能力。此外,智能分析也可以为慢性病的监测与管理提供技术保障。慢性病是公共卫生中非常重要的一部分,可以对人们的生活习惯、慢性病情况等数据构建慢性病风险模型,确定慢性病危险因素,进行慢性病管理。

参考文献

[1]袁贞明,汪旦华,陈康,等.医学信息技术基础教程[M].北京:清华大学出版社,2022.

[2]王欣,胡清照.医学信息检索与利用学习指导[M].成都:四川大学出版社,2022.

[3]何坪,蒲飞.医学信息技术[M].北京:高等教育出版社,2022.

[4]邓昊.医学科研信息分析与实验技能[M].北京:人民卫生出版社,2022.

[5]赵杰,张荣博.远程医疗网络多路径数据安全传输[M].北京:电子工业出版社,2022.

[6]张倩,徐云.医学信息检索[M].3版.武汉:华中科技大学出版社,2021.

[7]丁明跃.生物医学工程与信息技术概论[M].武汉:华中科学技术大学出版社,2021.

[8]张晓.医学信息工程导论[M].北京:人民卫生出版社,2021.

[9]唐青,陈锦华.医学信息技术基础[M].3版.厦门:厦门大学出版社,2021.

[10]杨德武,尹红霞.创新教材医学影像信息技术与应用[M].北京:人民卫生出版社,2021.

[11]金新政,谭警宇,舒占坤.智慧医疗[M].北京:科学出版社,2021.

[12]徐曼作,赵志耘.智能医疗[M].北京:科学技术文献出版社,2021.

[13]桂晓苗,陈玉顺.医学信息检索与利用[M].武汉:华中科技大学出版社,2020.

[14]韩立.医学信息检索与数据库应用研究[M].成都:电子科技大学出版社,2020.

[15]张鸿来,顾金媛.医学信息素养教程[M].南京:南京大学出版社,2020.

[16]刘伟,耿伟.医学信息技术教程[M].南京:南京大学出版社,2020.

[17]吕晓琪,赵建峰,张明.医学信息化技术与应用[M].北京:科学出版社,2020.

[18]彭骏.医学信息检索与利用[M].北京:人民卫生出版社,2020.

[19]李毅.医学信息分析与临床决策支持[M].北京:北京大学医学出版社,2020.